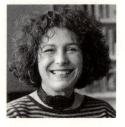

Gisela Krahl, Autorin und Lektorin, übt sich seit langem als kräuterkundige Köchin von Lebenselixieren aller Art. Sie lebt mit ihrer Familie in Hamburg. Im Wunderlich Verlag erschienen außerdem: «Wonnestunden» (1990), «Tausendschön. Die großen Rezepte und die kleinen Geheimnisse der Kosmetik zum Selbermachen» (1995) sowie «Das Schlampenkochbuch. Für gewitzte Anfänger, eilige Gourmets und alle, die mit links etwas zaubern möchten» (1998).

Gisela Krahl

Schönes Leben –
Schnupperinseln und Parfums

Ätherische Öle für wohlige Momente

Rowohlt

Astrologische Beratung: Elke Kunze, Hamburg

Veröffentlicht im Rowohlt Taschenbuch Verlag GmbH,
Reinbek bei Hamburg, Mai 1998
Copyright © 1998 by Rowohlt Taschenbuch Verlag GmbH,
Reinbek bei Hamburg
Gestaltung und Typographie Constanze Hinz
Illustrationen Birgit Meyer
Umschlaggestaltung Barbara Thoben
(Foto: Take, Hamburg)
Satz Minion PostScript, QuarkXPress 3.32
Gesamtherstellung Clausen & Bosse, Leck
Printed in Germany
ISBN 3 499 60192 3

INHALT

POTPOURRIS, RÄUCHERUNGEN UND ANDERER DUFTENDER HAUSSCHMUCK 11

Potpourri für zarte Nasen 16
Exotisch-blumiger Duft 17
Raumduft aus dem siebzehnten Jahrhundert 18
Zitruspotpourri 18
Duftender Tischschmuck für den Osterhasen 19
Tischschmuck für das ganze Jahr 19
Grausige Gräten für Halloween
   und andere Schauerparties 19
Kräuterkränze und Blütensträuße für die Tür 20
Pomander aus Äpfeln und Apfelsinen 21
Winterräucherung 22
Kokeln mit Räucherkohle 22
Zauberhafte Räucherungen 23
Lebkuchenduft aus der Pfanne 23
Weihnachtspotpourri 24
Weihnachtsschale nur mit Gewürzen 25
Kleines Duftpäckchen 26
Duftender Tischschmuck für die Weihnachtsgans 26
Frische-Flair fürs ganze Haus 27
Wischwasser für das ganze Haus 27
Elegante Möbelpolitur mit Zitrone und Sandelholz 28
Letzte Ausfahrt 29

RAUMDÜFTE
MIT AROMALAMPEN 31

Duft für ein Frühstück im Bett 35
Beschwichtigender Dunst 35
Partystimmung 35
Einstimmung für ein schwieriges Gespräch 36
Heißer Musenkuß 36
Ein Duft, der frisch und flink macht 36
Duft für eine Gesprächsrunde 37
Duft gegen schlechte Laune 37
Duft für die wilden Kerle beim Skat 37
Duft für die wilden Weiber beim Doppelkopf 38
Schlafzimmerduft 38
Sinnlicher Duft fürs Bett 38
Duft für die lieben Kleinen 39
Weihnachtsduft 39
Erfrischung unterwegs 40
Kaufrausch-Rausch 40
Gegen Kopfschmerz und Herzeleid 41

KISSEN UND SACHETS
FÜR BETTEN, KOMMODEN
UND DAS GANZE HAUS 43

Kissen für Murmeltiere 47
Würziges Rosenkissen 47
Kissen, um ein Nervenbündel zu beruhigen 48
Kissen, auf das man sich tagsüber schon freut 48
Beruhigendes Kissen 49

Kissen für vergeßliche Menschen 49
Schnurrkissen für Katzenviecher 49
Sachet für die Schränke 50
Sachet für den Schreibtisch 51
Lavendelsäckchen für Betten und Schränke 52
Feiner, herber Duft für den Schrank des Mannes 52
Garde-robe für die Garderobe 53
Eau-de-Cologne-Sachet 53
Pudersäckchen für Laken und Kissen 54
Süß duftendes Leinensäckchen (Rezept von 1736) 55
Duftkugeln für Schubladen 55
Duftkissen mit Puder 56
Duftkugeln für zarte Hälse 56
Magischer Wetterschutz 57

AROMA-MASSAGEN:
ZAUBER FÜR LEIB UND SEELE 59

Huile antique – das Rundumöl 63
Aphrodisisches Salböl 64
Aromamassage für ein ganz deprimiertes Mädchen 65
Aromamassage für eine, die unter Druck steht 65
Massageöl für Frostbeutel 66
Massage, die das Lebensgefühl hebt 66
Beauty-Öl für die Frau 67
Beauty-Öl für den Mann 67
Massage für dralle Leiber 68
Massage für einen friedlichen Abend 68
Massage gegen lausige Laune 69
Aufbauende Massage bei geistiger
   und körperlicher Erschöpfung 69

Hilfe für ein nervöses Hemd   70

Massage für ganz harte Knochen   70

Leckerer Kuchenduft für kleine Kinder   71

Massage, die erotisch stimuliert   71

Kräftigendes Öl für einen geschwächten Körper   72

Massage für ein gebrochenes Herz   72

Massage für Mann oder Frau mit Kater   73

FRISCHE DUFTWÄSSERCHEN UND BERAUSCHENDE PARFUMS   75

Klassisch schönes Eau de toilette   81

Tausendschön   82

Splash für die Sommerschöne   82

Frischer, sehr dezenter Duft   83

Duft zum Aufwachen   83

Origineller Tabak- und Lederduft   84

Duft für einen bärigen, dunklen Typ   84

Lavendel-Liebe   85

Für eine blonde Schönheit   85

Jungle Flower   85

Kinderparfum   86

Good-Morning-Splash   86

Sonniger Süden   87

Orientalisches Blumenöl   87

Extravaganter Duft   88

Würzig-warmer Duft   88

Rassiger Duft für verwegene Frauen   89

DEM SCHÜTZEN AUF DER DUFTSPUR: STERNZEICHEN UND IHRE PARFUMS 91

Was den Widder wild macht   94
Wonach der Stier giert   96
Scharfmacher für Zwillinge   98
Das erkühnt den Krebs   100
Des Löwen Lust   102
Was die Jungfrau erblühen läßt   104
Was die Waage wagt   106
Das stachelt den Skorpion an   108
Speed für den Schützen   110
Sündiger Duft für Steinböcke   112
Was der Wassermann will   114
Was Fische froh macht   116

GUT ZU WISSEN 119

Ätherische Öle, ihre Eigenschaften und Wirkungen   125
Kleines Lexikon der kosmetischen Zutaten   133
Bezugsquellen   137

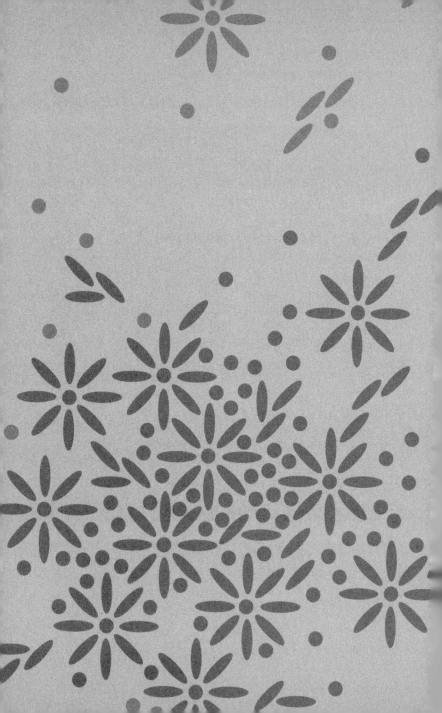

Potpourris, Räucherungen und anderer duftender Hausschmuck

Raumparfums haben in vielen Ländern eine lange Tradition. Früher wurden Salons und Krankenzimmer bei Hofe parfümiert, indem man mit einem Blasebalg duftenden Puder in die Räume stäubte. Neben der gewünschten eleganten, erfrischenden oder auch erotischen Wirkung verhinderte man beim Aromatisieren von Räumen auch noch ganz nebenbei, daß Infektionen sich ausbreiteten. Besonders wirksam gegen Bakterien in der Luft sind Eukalyptus, Zitrone, Rosmarin, Thymian und Rose.

Heute gelten Raumdüfte als Bestandteil einer neuen Wohnkultur und halten nun auch in der Geschäftswelt Einzug. Erfrischende Düfte werden in Büroräume geblasen, in Kaufhäusern wird mit stimulierenden Düften für mehr Kaufanreiz gesorgt, Parkhäuser werden olfaktorisch beruhigt.

Naturwissenschaftler, Naturheilkundler und Aromatherapeuten haben herausgefunden, daß die Molekularstruktur von Pflanzenextrakten und ätherischen Ölen der Struktur von menschlichen Hormonen ähnelt, und erklären so die starke Wirkung auf den menschlichen Organismus. Der Duft von ätherischen Ölen weckt Erinnerungen, lockert starres Verhalten, weitet den geistigen Horizont. Dicke Luft macht nervös, und darum müssen wieder unverfälschte Düfte der Natur her – nach Hölzern und Harzen, nach Blumen, Wäldern und Wiesen, nach Wasser und Salz und warmer Erde, damit unsere Erinnerung nicht verkümmert und die Nase nicht verblödet.

Klima und Stimmung in einem Raum lassen sich mit Grünpflanzen, mit üppigen Kräutersträußen oder mit Schnittblumen verändern, aber auch mit getrockneten und duftenden Pflanzenteilen. Das erfreut zugleich die Augen. Wer sich die Mühe des Einkaufes und der Bastelei mit Trockenpflanzenarrangements nicht machen will, schafft sich eine Duftlampe an. Auch im Büro tut der Gedanke an einen Spaziergang unter würzigen Pinien am salzigen Meer gut, stimmt froh, beflügelt die Phantasie und setzt neue Energien frei.

Selbst wenn der Duft kaum wahrgenommen wird, der Einfluß auf die Stimmung bleibt. Nase und Hirn erkennen klar: Rosmarin oder Pinie, Sonne, Salz und Meer, eine frische Brise, romantische Liebe an einem warmen Sommerabend oder Aufregung und tosende Brandung – was immer wir mit den Düften an Sehnsüchten und Erinnerungen verknüpft haben. Das duftet zwar nicht so «schön» wie ein lieblich-erogenes Parfumgemisch, aber es geht körperlich und seelisch sehr tief da hinein, wo Sehnsüchte und Erinnerungen sitzen, die Weichteile der Seele. Echte ätherische Öle, die Pflanzenessenzen, berühren den Menschen mehr als jedes noch so raffiniert gemischte, synthetische Duftöl.

Wenn Sie offene Schalen mit Blüten und Kräutern aufstellen, denken Sie daran, daß Sie Pflanzenteile zusammenstellen, die hübsch aussehen. Wenn deren eigener Duft nicht sehr stark ist, können Sie mit ätherischen Ölen nachhelfen. Kaufen Sie nicht die fertigen bunten Duftmischungen, die kräftig gefärbt und so stark synthetisch beduftet wurden, daß man im Kaufhaus ohne Wegweiser den Weg durch die Etagen zu ihnen findet. Geruch und Anblick sind so banal und künstlich, daß sie einem bald verleidet sein werden. Dagegen sieht ein Teller mit Tannenzapfen sehr schön aus, der zusätzlich mit Holzdüften oder Pinie betropft werden kann. Und das ist kein verlogener Geruch.

Potpourris kann man entweder in offenen Schalen aufstellen, besonders dann, wenn sie dekorativ und schön anzusehen sind, oder man füllt sie in ein Deckelgefäß, das man nur hin und wieder öffnet, um für eine Weile den Duft zu genießen. Die Dufttöpfe können sich nach Bedarf ein wenig an der Heizung wärmen. Sogar eine Lampe reicht als Wärmequelle aus. Dann wird der Deckel geöffnet, und ein ganz zarter Duft fliegt durch den Raum. Sobald die Kräutermischung wieder kühl ist, verschwindet der Duft im Topf. Deckel drauf, Duft drin.

Für solche Potpourris eignen sich alle Deckelschalen aus Porzellan sowie alte Suppenschüsseln. Da ist sicher auf Flohmärkten noch einiges zu finden. Aber verwenden Sie nie Gefäße aus Metall! Ein Potpourri kann natürlich auch offen stehen in einem Gefäß ohne Deckel. Dann ist seine Verführungskraft offenbar, wann immer man an ihm vorbeigeht. Niemand wird es unterlassen, bei seinem Anblick sich zu beugen, um einen Hauch vom Zauber müder Schönheit und morbider Eleganz einzufangen.

Wer einen Garten hat, kann die Blüten und Kräuter selber ernten, trocknen und in dunklen, verschlossenen Gläsern aufbewahren, bis er alle seine Schätze zusammenhat. Wo Sie die anderen Zutaten kaufen können, erfahren Sie ab S. 137.

Potpourri für zarte Nasen

Potpourris sind genau richtig für empfindliche Nasen, die starken Duft nicht ertragen.

Ihnen schmeichelt besonders diese reiche, verführerische und doch dezente Mischung. Sammeln Sie mehrere Handvoll:

- *Rosenblütenblätter*
- *Gartennelken*
- *Lavendelblüten*
- *Rosmarinblüten und -blätter*
- *Majoranblüten und -blätter*

außerdem vielleicht gemischte Blüten und Blätter von *Pfefferminze, Ysop, Veilchen* und was sonst noch duftend blüht. Dazu kommen:

- *1 Eßlöffel gemahlene Wurzel der Florentiner Schwertlilie*
- *1 Vanilleschote, in Stücke geschnitten*
- *1 Eßlöffel gemahlenes Benzoeharz*
- *getrocknete, mit Gewürznelken gespickte Mandarinenschalen, in Stücke geschnitten*
- *ein paar geriebene Pimentbeeren*
- *geriebener Koriander*
- *1 gemahlene Zimtstange*
- *2 zerbrochene Lorbeerblätter*
- *1 Teelöffel geriebene Muskatnuß*
- *1 Teelöffel kleingehackter, getrockneter Ingwer*

Alles wird miteinander vermischt und verstärkt mit ein bißchen Basilikumöl und Rosenöl. Die Mischung muß sechs

Wochen fest verschlossen bleiben, damit sich die verschiedenen Düfte gut miteinander verbinden. Ab und zu umrühren. Dann kommt der Tag, an dem ein schönes Deckelgefäß mit Nelkenöl ausgerieben wird. Das Potpourri wird umgefüllt und nun unter eine Lampe oder an die Heizung gestellt, wo es geheimnisvoll und zauberhaft verduften darf.

 Exotisch-blumiger Duft

- *2 Handvoll getrocknete Rosenknospen*
- *1 Handvoll getrocknete Rosenblätter*
- *2 Handvoll Patschuliblätter*
- *1 Handvoll zerstoßene Kardamomkapseln*
- *1 Handvoll Macisblüte*
- *10 Tropfen Vetivert*

Wenn Sie eine der Pflanzen im Kräuterladen nicht bekommen, nehmen Sie statt dessen das entsprechende ätherische Öl und erhöhen die Menge der Rosen oder Kardamomkapseln. Stopfen Sie alle Zutaten in einen Plastiksack oder ein Einmachglas und stellen die Mischung an einen dunklen Ort, wo sie ungestört ein bis zwei Wochen reifen kann. Wenn sich dann alle Düfte aufs feinste miteinander verbunden haben, ist das ein sehr schönes, exotisches Raumparfum.

Versuchen Sie auch mal, diesen Duft für ein Badeöl mit ätherischen Ölen «nachzubauen». Vermischen Sie 10 Tropfen Ihrer selbstgemachten Duftmischung mit 1–2 Eßlöffeln Pflanzenöl und 1 Teelöffel Mulsifan, einem pflanzlichen Emulgator (Seite 134), den Sie im Fachhandel bekommen.

Raumduft aus dem siebzehnten Jahrhundert

Erhitzen Sie in einer sehr heißen Pfanne eine Handvoll fein zerstoßene *Gewürznelken* und gießen Sie dann ein Glas *Rosenwasser* dazu. Lassen Sie alles gut aufkochen, und tragen Sie die dampfende Pfanne langsam durch die ganze Wohnung, damit der zauberhafte Duft in alle Räume flüchten kann.

 Zitruspotpourri

Schneiden Sie die *Schale von Orangen, Zitronen, Limonen und Pampelmusen* in Stücken oder in langen Ringeln ab, und trocknen Sie sie auf einem Backblech einige Tage an der Luft oder kurz im Ofen bei 50 Grad. Wenn die Schalen hart sind, können Sie sie verwenden. Außerdem brauchen Sie:

- *die gleiche Menge Ringelblumenblüten*
- *1 Handvoll Kamillenblüten*
- *1–2 Stücke Zitronengras*
- *kleingeschnittene Blätter vom Zitronen-, Mandarinen- oder Kumquatbäumchen*
- *30 g gemahlene Wurzel der Florentiner Schwertlilie*
- *20 Tropfen ätherisches Öl der Zitrone*

Schon das Zubereiten dieser Komposition erfüllt Sie und die Wohnung mit *good vibrations*: Das Potpourri sieht wunderschön gelb-orange aus mit ein klein wenig Grün. Wenn Sie noch ein bißchen Gelb intensivieren wollen oder Orange, dann legen Sie noch ein paar getrocknete Narzissen dazu.

Duftender Tischschmuck für den Osterhasen

Bedecken Sie den ganzen Tisch mit vielen, vielen, grünen, frischen *Waldmeisterbüscheln*. Der ganze Raum wird danach duften. Dazwischen streuen Sie ein paar *Krokusse* oder *Perlhyazinthen* und *bunte Ostereier*.

 Tischschmuck für das ganze Jahr

Würzig und hell ist ein Tischschmuck aus *getrockneten Ingwerstückchen*, einer *bunten Pfeffermischung*, *Kardamomkapseln* und feingeschnittener, getrockneter *Zitronenschale*. Alles mischen und großzügig über den Tisch streuen.

 Grausige Gräten für Halloween und andere Schauerparties

Sammeln Sie gut oder schlecht ausgekochte *Fischgräten*, je nachdem, was Sie sich und den Gästen zumuten wollen. Ein ganzer Berg weißer Gräten auf weißem Tischtuch sieht toll aus und haut die Gäste um. Farblich und olfaktorisch wird alles ein bißchen gemildert durch ein paar *Zitronenscheiben* und *-schalen*. Etwas milder sind *Knoblauchknollen* und *-zehen*, bei denen die papiernen Hüllen aber dranbleiben müssen, sonst duftet es zu heftig. Dazu *rote und grüne Pfefferschoten* und *rote Linsen*.

Kräuterkränze und Blütensträuße für die Tür

Duftende Kränze an der Wohnungstür begrüßen den Gast auf besonders charmante Weise. Sie brauchen dafür einen *Strohkranz* (ein Ring aus Styropor geht zur Not auch). Kaufen Sie eher einen kleinen, denn der fertige Kranz mit den Pflanzen wird sowieso im Durchmesser bis zu 10 Zentimeter größer. Besorgen Sie sich außerdem im Blumengeschäft *Floristennadeln* zum Feststecken der getrockneten Pflanzen.

Stecken Sie nun mit den Stielen nach außen drei oder vier Reihen *Salbei* im gleichen Abstand voneinander fest. Die Kräuter müssen sich überlappen, damit man die Nadeln nicht sieht, und alle müssen in dieselbe Richtung zeigen. Salbei ist silbrig, nun kommt *ein dunkles Kraut* und dann der *grüne Rosmarin*, dann vielleicht *Kamille* und so weiter, bis der Kranz voll ist. Alle Kräuter liegen parallel und zeigen mit Schwung ins Innere des Kreises.

Dieser Kranz wird mit einer Drahtschlaufe an der Wohnungstür befestigt und eventuell noch etwas mit ätherischem Öl beduftet. Ab und zu kann er mit einem Pinsel entstaubt und ein wenig nachparfümiert werden. Wenn er nicht zu hell hängt und nicht feucht wird, lebt er lange. Erst wenn er ganz grau geworden ist, landet er auf dem Kompost oder im Kamin.

Getrocknete bunte Kränze aus Pfingstrosen, Rosen, Rittersporn, Rainfarn und Schafgarbe sehen hübscher aus, wenn die Blüten nicht symmetrisch gesteckt, sondern ganz zufällig angeordnet werden, wobei nur die ganz großen Blüten der Pfingstrose gleichmäßig verteilt sind. Besonders hübsch sind Kränze in den Nuancen einer einzigen Farbe wie Gelb-Orange-Rot und Braun oder blau-violette Kränze aus Rittersporn, Jungfer im Grünen, Levkojen von rosa bis blau, Kornblumen und blauen Anemonen. Wenn Sie nicht genügend Blüten haben, nehmen Sie Zitronenblätter dazu und Moos, Buchsbaum oder Farn als Füllpflanzen.

 Pomander aus Äpfeln und Apfelsinen

Pomander waren in früheren Zeiten kleine, ziselierte Metallkugeln, die, mit Duftwachs gefüllt, an einer Kette um den Hals oder irgendwo unter den Röcken am Strumpfband getragen wurden. Heute gibt es diese Duftkugeln aus gelöchertem Glas oder häufig aus Keramik, und sie hängen an Lampen oder ruhen auf Nachttischchen. Pomander nennt man aber auch *Äpfel, Orangen, Limonen* und *Zitronen*, die mit *Nelken* gespickt werden. Man pikt sie mit einer Stricknadel oder einer dünnen Häkelnadel entweder dicht an dicht ein, oder man löchert die Frucht mit ornamentalen Mustern. Wichtig ist nur, daß sie gleichmäßig angestochen wird, damit sie gleichmäßig trocknet. Nun kann man die Nelken ganz leicht in die Löcher stecken, und die scharfen Spitzen der Nelken tun nicht mehr weh. Das ist eine nette Kinderarbeit. Die fertige Kugel wird täglich in einer Gewürzmischung gewälzt. Vermischen Sie die gemahlenen Gewürze *Zimt, Nelken, Nelkenpfeffer* und *Muskatpulver* und bewahren alles gut auf. Wälzen Sie die Kugeln darin, so lange, bis sie ganz hart und trocken geworden sind. Das kann ein paar Tage dauern oder ein paar Wochen.

So ein Pomander duftet das ganze Jahr über, manchmal sogar ganz unvermutet bei einem Wetterumschwung. Er verfault niemals.

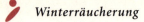 Winterräucherung

- *Lavendelblüten*
- *Gewürznelken*
- *Zimt*
- *Zitronenschale*

Mischen Sie die getrockneten Zutaten zu gleichen Teilen und sprenkeln Sie ätherische Öle derselben Pflanzen darüber, außerdem ein paar Tropfen Bergamotte. Verschließen Sie die Mischung und bewahren Sie sie dunkel auf. Im Winter, immer wenn Ihnen danach ist, holen Sie sich eine Portion. Zünden Sie sie aber nicht direkt an, sondern lassen sie in einem kleinen Metallschälchen über einem Teelicht verkokeln. Das ist ein feiner delikater Duft, der durch Ihre Wohnung weht, solange die Kerze brennt.

Kokeln mit Räucherkohle

Kleine *Räucherbriketts* gibt es in Indienläden und in speziellen Geschäften, die mit ätherischen Ölen handeln (siehe Seite 138).

Legen Sie ein kleines, rundes Brikett auf einen Teller. Füllen Sie ein paar *Tannennadeln* hinein, ein klitzekleines Bröckchen *Weihrauch* und *Zitronenschale*, die Sie in der Kaffeemühle pulverisiert haben. Zünden Sie das Brikett an, und es entsteht eine feierliche Atmosphäre.

Zauberhafte Räucherungen

Dieses sind einfache Räucherungen, die nicht gemixt und nicht abgewogen werden müssen. Sie sollten die getrockneten Kräuter nur vorher in einer elektrischen Kaffeemühle zu Pulver mahlen oder in einem Mörser zerstampfen. Dann werden sie auf einer glühenden Spezialkohle (siehe linke Seite 22, unten) verräuchert. In magischen Zirkeln wird folgendermaßen gekokelt:

- *Schwarzer Pfeffer* soll Glück und Geld anziehen.
- *Lorbeer* soll schützen vor Hexen und Poltergeistern.
- *Zeder* soll die Persönlichkeit läutern und reinigen (oder die Hände in Unschuld waschen?) und lukrative Eingebungen herbeiführen.
- *Zimt* soll die Heilung beschleunigen und Liebe verstärken.
- *Gewürznelke* soll den Teufel austreiben, Liebe und Reinheit verbreiten.
- *Farn* soll, im Haus verkokelt, das Böse vertreiben und, draußen verbrannt, Regen herbeirufen.

 Lebkuchenduft aus der Pfanne

In der Adventszeit gibt es wieder *Lebkuchengewürzmischungen,* zum Beispiel die von Staetz, bei der die Gewürze in neun verschiedene Tütchen verpackt sind. Auch wenn Sie keinen Lebkuchen backen wollen: Kaufen Sie sich diese Gewürzmischung und füllen Sie die getrennten Gewürze in ein einziges, größeres Tütchen ab. Nun bröseln Sie immer, wenn Sie den Herd gerade ausgestellt haben, ein wenig von dem Puder auf die noch heiße Herdplatte oder das Ceranfeld. Wenn Sie sich vor der Verschmutzung fürchten, nehmen Sie eben eine saubere Bratpfanne, die Sie dann sogar einmal durch alle Räume tragen können.

Die Kokelei in der Bratpfanne können Sie mit allen Gewürzen und Kräutern veranstalten, zum Beispiel mit Thymian, mit Salbei, mit Melisse, immer wenn jemand krank ist oder wenn die Luft einfach verbraucht ist.

Weihnachtspotpourri

- *Orangenschalen*
- *Zitronenschalen*
- *Apfelschalen*
- *Zitrusblätter*
- *Sternanis*
- *Zimtstangen*
- *Gewürznelken*
- *Piment*
- *Kardamom*
- *1 Vanillestange*

Diese Ingredienzien können Sie in der Adventszeit sammeln. Schneiden Sie Apfel-, Orangen- und Zitronenschalen in langen Streifen von der Frucht, so daß sie sich schön kringeln, und lassen sie auf der Heizung trocknen, wo sie schnell schrumpfen und hart werden. Wenn Sie ein Orangen- oder Mandarinenbäumchen besitzen, das Sie jetzt von draußen hereingeholt haben, können Sie eine Menge Blätter und auch Blüten ernten, die herunterfallen. Sonst kaufen Sie in der Adventszeit ein paar Mandarinen mit Blättern; die Blüten gibt es im Kräuterhandel. Von den Gewürzen werden zwei Drittel im Mörser zerstoßen, der Rest bleibt ganz.

Füllen Sie alles in einen Plastikbeutel und beduften Sie es zusätzlich mit einer Mischung aus den zu den Zutaten gehörenden ätherischen Ölen. Da kann die Mischung einige Tage ruhen, und dann kommt sie in ein schönes, mit Nelkenduft ausgeriebenes Gefäß in die Nähe der Heizung.

 Weihnachtsschale nur mit Gewürzen

- *Zimtstangen*
- *Sternanis*
- *Kardamomkapseln*
- *getrocknete Ingwerstückchen*
- *Gewürznelken*
- *Piment*
- *Muskatnüsse*
- *Vanillestangen*
- *viele Lorbeerblätter*
- *getrocknete Zitronenschalen*

Sehr hübsch sieht diese Mischung aus, die nur aus Gewürzen besteht. Füllen Sie alle Zutaten in eine große, flache Schale. Eine Handvoll der Mischung wird in ein Geschirrtuch gegeben und mit einem Nudelholz grob zerkrümelt. Mischen Sie die zerriebenen Gewürze, die nun intensiver duften, wieder unter die restlichen Zutaten. Wenn Sie die Schale in die Nähe der Heizung stellen, braucht der Duft lange Zeit nicht mit ätherischen Ölen verstärkt zu werden. Die Gewürze duften kräftig, wenn sie frisch sind. Alte Gewürze taugen nicht mehr viel, und Sie sollten Sie nur wegen ihres Aussehens noch verwenden. Lassen Sie die Gewürzmischung aber für eine Woche dunkel und verschlossen ruhen, bevor Sie sie in der großen Schale an die Luft setzen.

 Kleines Duftpäckchen

Eine hübsche, duftende Beigabe für Geschenkpakete: Wikkeln Sie mehrere *Zimtstangen* mit goldenen Fäden (Bouillondraht) aus dem Bastelgeschäft zusammen und befestigen Sie daran ein Stückchen *Ingwer* und ein paar *Sternaniskapseln*. Solche Päckchen können außerdem überall auf den Heizungen herumliegen oder zur Weihnachtszeit verteilt werden und Nachbarn und Freunden festlich in der Nase kitzeln.

 Duftender Tischschmuck für die Weihnachtsgans

Streuen Sie *Sternanis* locker und hier und da etwas dichter über die Länge der gedeckten Tafel. Dann noch ein Händchenvoll *Gewürznelken* und etwas *Piment* hinterher. Das sind schöne Strukturen und zarte Gewürzdüfte, die nun noch Farbe bekommen durch einen vollen Griff in die Tüte mit den *kleinen roten Linsen*. Wahrscheinlich werden alle Gäste an den Sternaniskapseln schnüffeln, sie auspulen, knabbern, in der Kerze verkokeln. Wenn nicht, fegen Sie den Tischschmuck für das nächste Mahl vom Tisch in eine Plastiktüte.

Frische-Flair fürs ganze Haus

Getrocknete Schalen von *Pampelmusen*, *Zitronen*, *Mandarinen* und *Orangen* zerkleinern, zusammen mit *Zimt* und *Nelken* in ein Glas stecken und mit *Schnaps* bedecken. Am besten mit Korn. Nach ein paar Tagen durchsieben, mit Wasser verdünnen und in eine Sprayflasche füllen. Das bringt frischen Wind in Keller, Schuhschrank, Umkleidekabinen und alle Ecken, in denen der Muff nistet. Der Alkoholauszug kann auch ins Feudelwasser gegossen werden.

 Wischwasser für das ganze Haus

Beim Hausputz werden Türen und Fensterrahmen gewaschen, Fußböden geschrubbt und Schränke ausgerieben. Für alles, was sich abwaschen und abwischen läßt (außer Glas, Stahl und Fliesen!) kann man dem Putzwasser ätherische Öle beifügen, die entweder Gerüche aus muffigen Ecken vertreiben oder kleinen Viechern Duftschranken setzen.

- *gegen Krabbeltiere:*
  Eukalyptus oder Nelke, aber auch eine Mischung von beidem.
- *gegen fliegende Tiere:*
  Pfefferminze, Zeder, Vetivert und Tonka
- *gegen Mief und Muff:*
  Zitrone und Veilchenblätter

Ein paar Tropfen eines ätherischen Öls oder eine Mischung wird in das Putzwasser geträufelt und so im ganzen Haus verteilt. Falls Sie zum Reinigen nicht grüne Seife verwenden, die einen neutralen Geruch hat, können Sie die Essenzen auch im Anschluß an die Putzerei versprühen oder auf einen Lappen träufeln und nachwischen.

*Elegante Möbelpolitur
mit Zitrone und Sandelholz*

- *350 g Bienenwachs*
- *1,5 Liter Terpentin*
- *1 Liter Wasser*
- *50 g Schmierseife*
- *ätherisches Öl von Sandelholz und Zitrone*

Das Bienenwachs wird mit Terpentin zusammen in einen Topf gegeben und über heißem Wasserdampf geschmolzen. Achtung, Terpentin ist leicht entflammbar! In einem anderen Topf kochen Sie einen Liter Wasser und rühren die Schmierseife darunter. Wenn der Inhalt beider Töpfe abgekühlt ist, rühren Sie so viel Seifenlösung an das Wachs, daß es eine dicke, cremige Masse wird. Dann fügen Sie tropfenweise Zitrone und Sandelholz dazu, aber nicht viel, sonst riecht das Bienenwachs nicht mehr durch. Genausogut können Sie Lavendel oder Rosmarin für eine feine Möbelpolitur verwenden.

❥ Letzte Ausfahrt

- *2 Tropfen Minze*
- *2 Tropfen Lavendel*
- *1 Tropfen Patschuli*

Damit auch Oldtimer wie neu riechen, hat die Duftindustrie ein Neuwagenflair erfunden, das nach Plastik und Kunstleder riecht. Wenn Sie in Ihrem mintfarbenen Cadillac den kalten Rauch und die muffige Luft vertreiben wollen, ohne seinen Charakter zu verderben, mixen Sie diese drei ätherischen Öle, träufeln die Mischung auf einen Wattebausch und deponieren den im gesäuberten, geöffneten ehemaligen Aschenbecher.

Oder Sie besorgen sich eine Parfummischung, die Leder heißt, und stupsen sie mit ein paar Tropfen noch ein wenig in Richtung Lavendel.

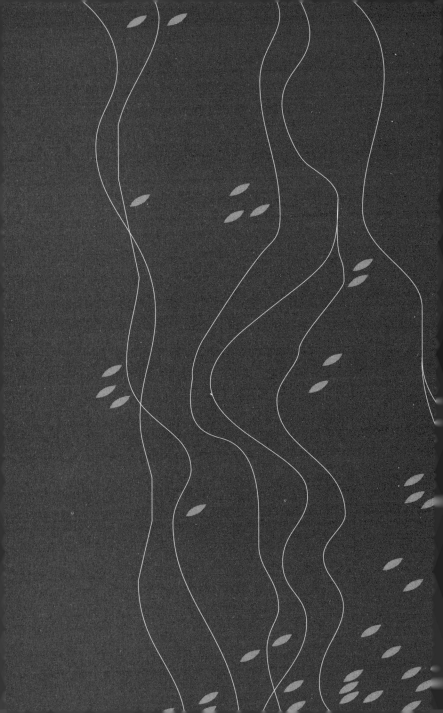

Raumdüfte mit Aromalampen

Das Abkokeln von Adventskränzen und Gestecken gehört schon seit ewigen Zeiten zu den zwanghaften Begleithandlungen beim Keksknabbern. Es handelt sich dabei wohl um eine instinktive Regung, weil der Mensch weiß, daß verbrannte Fichten-, Tannen- und Piniennadeln die Luft reinigen, alles Böse und Negative vertreiben sowie die Heilung bei Erkältung fördern.

Reinigende und stimulierende Düfte zu erzeugen, das funktioniert aber auch ohne Kokelei: Duftlampen gibt es inzwischen in allen Stilrichtungen und Farben, ein Teestövchen mit einem Wassernapf tut es ebenfalls. Das hat sogar Vorteile, denn in den Duftlampen brennt das Teelicht meist noch, wenn das Wasser längst verdampft ist. Dann verbrennen die ätherischen Öle, es gibt schmierige Rückstände, und der Duft hat seinen Zauber verloren. Also: Achten Sie immer auf reichlich Wasser!

Träufeln Sie einige Tropfen ätherisches Öl in das Wasser. Der aufsteigende Dampf trägt die Duftmoleküle in die Raumluft. Die Anzahl der Tropfen richtet sich nach der Größe des Raumes und danach, wie intensiv die Essenz duftet. Man rechnet ungefähr 5 bis 15 Tropfen für einen 25 Quadratmeter großen Raum. Wo Sie schöne ätherische Öle kaufen können und wie diese Ihre Stimmung beeinflussen, das alles können Sie ab S. 125 nachlesen.

Nehmen Sie nicht gleich so viel ätherisches Öl, wie Ihnen im Augenblick angenehm erscheint. Es ist besser, wenn der

Duft kaum wahrgenommen wird. Sonst kann er leicht unangenehm werden oder sogar Kopfschmerzen oder Übelkeit verursachen.

Benutzen Sie auch eine Blumensprühflasche, um die Räume mit einer Mischung aus Wasser und ätherischen Ölen zu beduften, oder legen Sie feuchte Tücher mit der Duftmischung auf die Heizung.

Duft für ein Frühstück im Bett

- 6 Tropfen Bergamotte
- 2 Tropfen Neroli
- 2 Tropfen Geranie
- 1 Tropfen Eisenkraut

Dieser Duft wird Sie erheitern und munter machen.

Beschwichtigender Dunst

- 2 Tropfen Muskatellersalbei
- 1 Tropfen Vetivert
- 4 Tropfen Zitrone

Dieser Duft schafft eine beruhigende und wache Atmosphäre.

Partystimmung

- Jeweils 2 Tropfen Orange
- Weihrauch
- Lorbeer
- Honig
- Zitrone
- Zimt
- Wacholder

Dieser Duft hält eine ganze Menge Leute in Schwung.

Einstimmung für ein schwieriges Gespräch

- 2 Tropfen schwarzer Pfeffer
- 2 Tropfen Ingwer
- 2 Tropfen Nelke
- 2 Tropfen Geranie

Der Duft stimuliert und entspannt. Nun können Sie dem Chef klarmachen, was Sie wert sind.

Heißer Musenkuß

- 2 Tropfen Iris
- 1 Tropfen Tonka
- 2 Tropfen Rose

Die Mischung fördert gelassene Konzentration und Kreativität.

Ein Duft, der frisch und flink macht

- 4 Tropfen Bergamotte und 2 Tropfen Pfefferminze
- oder Eisenkraut und Orange
- oder Lemongrass und Neroli

Das ist gut für die Konzentration, und Sie können viel schneller und viel besser vorankommen.

🍃 *Duft für eine Gesprächsrunde*

- *6 Tropfen Ysop*
- *2 Tropfen Melisse*
- *1 Tropfen Minze*
- *1 Tropfen Limette*

Das macht wach und fördert die Kommunikation.

🍃 *Duft gegen schlechte Laune*

- *2 Tropfen Geranie*
- *2 Tropfen Bergamotte*
- *2 Tropfen Minze*

Geranienöl entspannt und nimmt das Ungute und Überdrehte aus der Luft. Minze macht munter, und Bergamotte hebt die Stimmung.

🍃 *Duft für die wilden Kerle beim Skat*

- *4 Tropfen Lemongrass*
- *5 Tropfen Limette*
- *4 Tropfen Myrte*

Das verschafft den Kerlen erhöhte Aufmerksamkeit und Konzentration.

Duft für die wilden Weiber beim Doppelkopf

- 5 Tropfen Bergamotte
- 5 Tropfen Eisenkraut
- 1 Tropfen Minze

Bei diesem Duft wird viel gelacht und trotzdem aufgepaßt.

Schlafzimmerduft

- 2 Tropfen Rose
- 7 Tropfen Lavendel
- 2 Tropfen Neroli

Sie werden bei diesem Duft schlafen wie auf rosa Wolken, denn er wirkt beruhigend und leicht aphrodisisch. Damit Sie beim Kerzenschein nicht einschlafen, ist es vielleicht besser, das ätherische Öl in 10 ml Alkohol zu lösen oder mit Wasser zu verdünnen und auf die Bettwäsche zu sprühen.

Sinnlicher Duft fürs Bett

- 2 Tropfen Ylang-Ylang
- 7 Tropfen Sandelholz
- 2 Tropfen Neroli

Dieser Duft ist aphrodisierend und entspannend – und verzaubert die Bettwäsche.

Duft für die lieben Kleinen

- 8 Tropfen Mandarine
- 2 Tropfen Honig

Der Duft paßt zu einem Kinderfest und schafft eine geborgene, fröhliche Stimmung. Legen Sie ein angefeuchtetes und beduftetes Tuch auf die Heizung oder versprühen Sie den Duft, mit Wasser vermischt, im Kinderzimmer. Bei einer Geburtstagsparty eignen sich zusätzlich 2 Tröpfchen Vanille zur Besänftigung. Damit sich die Kleinen nicht kloppen.

Weihnachtsduft

- 11 Tropfen Fichte
- 1 Tropfen Zimt
- 2 Tropfen Kardamom
- 3 Tropfen Orange

Das macht eine schöne Stimmung in der Adventszeit und in den Zimmern, die der Weihnachtsbaum mit seinem Duft nicht erreicht.

Erfrischung unterwegs

- *5 Tropfen Bergamotte*
- *3 Tropfen Lavendel*
- *3 Tropfen Petitgrain*
- *2 Tropfen Limette*
- *1 Tropfen Zitrone*

Alles mit einem Eßlöffel Kornschnaps vermischen und in ein kleines Fläschchen füllen. Für Stirn und Nacken während einer langen Autofahrt. Das erfrischt, und Sie können wieder aufdrehen.

Kaufrausch-Rausch

- *6 Tropfen Bergamotte*
- *6 Tropfen Ingwer*
- *1 Tropfen Pfeffer*

Der Duft steigert auf jeden Fall die Entschlußkraft, das macht der Ingwer, Bergamotte stimmt freundlich, und der Pfeffer gibt den Tritt. In einigen Boutiquen versucht man, das Verhalten der Kundschaft, natürlich besonders die Kauflust, mit Aromen zu beeinflussen. Wenn Sie trotzdem nichts kaufen, macht das ja nichts, Hauptsache, Sie gehen irgendwann und grabbeln nicht unentschlossen alles an und nerven die Verkäufer.

Gegen Kopfschmerz und Herzeleid

- *2 Tropfen Lavendel*
- *2 Tropfen Zitrone*
- *2 Tropfen Rose*

Das lindert und tröstet über das Gröbste hinweg.

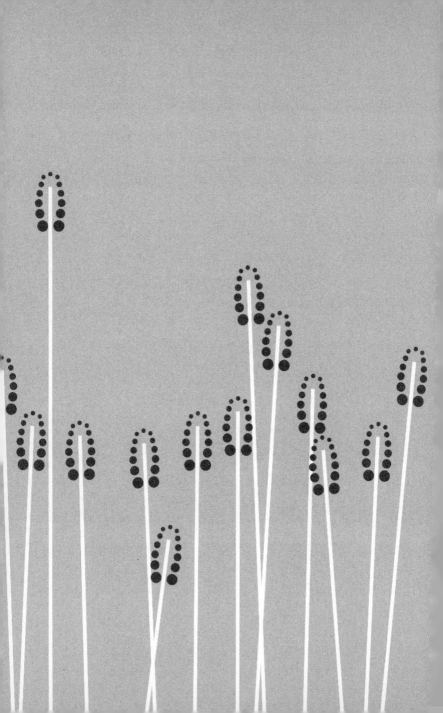

Kissen und Sachets für Betten, Kommoden und das ganze Haus

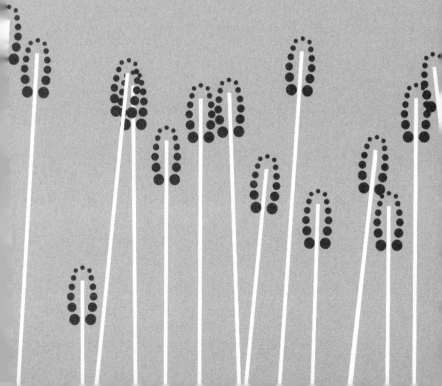

Wie unbeliebt duftende Kräuter und Hölzer beim Kleingetier sind, das sich so gern über teure Pullover aus edlen Materialien hermacht, ist seit Jahrhunderten bekannt. Früher stellte man für die Aufbewahrung von Kleidern und Wäsche Zedernholztruhen und Sandelholzschränke her. Das ist heute viel zu teuer. Wenn Sie Ihre Kaschmir- und Wollpullover hundertprozentig schützen wollen, hängen Sie sich einen Streifen Insektenschutz in den Schrank. Der ist so giftig, daß wirklich kein Fliegzeug daran naschen mag. Sie sollten aber lieber auch die Hände von dem Schrank lassen.

Den etwas weniger gefährlichen, allerdings nicht hundertprozentigen Schutz für Ihre Klamotten haben Sie, wenn Sie allerlei duftendes Zeug zwischen die Wäsche legen. Ein einziges Sträußchen Waldmeister im Schrank wird Ihnen jedenfalls nicht viel nützen. Gehen Sie ruhig großzügiger mit den Kräutern um. Nicht nur um Motten und andere Viecher abzuhalten, sondern um sich selbst zu erfreuen, wenn Sie die Schubladen und Türen öffnen. Ein Duft, der aus dem Schrank weht, hat immer etwas Geheimnisvolles, Intimes und Verführerisches. Gönnen Sie sich und anderen diesen Luxushauch und nähen Sie ein paar Duftkissen. Die können Sie immer wieder reinigen und nachfüllen und intensivieren. Und auch verschenken.

Duftkissen gehören außerdem ins Bett. Sie aromatisieren die Bettwäsche und beeinflussen den Schläfer, ganz davon abgesehen, daß sie eine gewisse sinnliche oder betörende Atmosphäre schaffen können. Wer im Schlafzimmer noch Besuch erwartet, kann natürlich ganz schnell ein halbes Räucherstäbchen verkokeln oder etwas Rosenwasser auf die Bettwäsche sprühen (dazu Wasser mit ein paar Tropfen des ätherischen Öls in einen Zerstäuber füllen). Aber das kann schnell zu heftig und aufdringlich werden.

Für dezente Duftkissen benötigen Sie Kräuter und ätherische Öle, Wattebäuschchen, eine elektrische Kaffeemühle oder einen Mörser. Um die duftenden Kräuter- und Blumenmischungen angemessen und luxuriös zu verpacken, brauchen Sie schönen Stoff. Alte Spitzentaschentücher, von denen zwei aufeinandergenäht werden, sehen romantisch aus. Auch karierte und gestreifte Stoffe von alten Männeroberhemden können so noch geehrt werden. Es lohnt sich, nach Resten alter Spitzen zu fahnden, die, auch wenn sie winzig sind, auf einem Duftbeutelchen zu neuen Ehren kommen. Damit die Kräuter nicht herausrieseln, müssen Spitzen allerdings mit etwas dünnem Stoff unterlegt werden. Der Stoff darf nicht zu fest gewebt und nicht zu dick sein, sonst dringt das Aroma nicht genügend durch. Schimmernder Satin eignet sich nicht; Baumwolle oder dünnes Leinen sind besser. Die Kissen werden bis auf eine Öffnung aneinandergenäht und erst verschlossen, wenn sie gefüllt sind. Beutelchen oder Sachets werden nur mit einem Band zugeschnürt.

Wo Sie all die passenden Zutaten bekommen, können Sie ab Seite 137 nachlesen.

Kissen für Murmeltiere

- *1 Teil Melisse*
- *1 Teil Lavendel*
- *1 Teil Heublumen*
- *1 Teil Hopfen*
- *1 Teil Baldrianwurzel*

Wärmen Sie das Kissen auf der Heizung an, dann hilft es auch bei Bauchschmerzen und Rheuma. Es ist ein wunderbares Kissen für den erquickenden Tiefschlaf.

 Würziges Rosenkissen

- *1 Handvoll Pfefferminzblätter*
- *1 Griff in die ganzen Gewürznelken*
- *2 Handvoll Rosenblätter*
- *2 Tropfen Rosenöl*

Mischen Sie alles zusammen und füllen Sie damit ein kleines Kissen oder ein Beutelchen, das Sie irgendwo in der Nähe Ihres Kopfes duften lassen.

Kissen, um ein Nervenbündel zu beruhigen

- *Je ein Teil Lavendel*
- *Majoran*
- *Rosenblätter*
- *und ein paar zerstoßene Gewürznelken*

Die Kräuter und Nelken mischen und in ein Säckchen füllen oder in ein Kissen nähen. Wer nachts auf diesem Kissen schläft, entspannt sich und wacht morgens mit einem ganz klaren Kopf auf.

 Kissen, auf das man sich tagsüber schon freut

- *1 Pfund gewöhnlicher Beifuß*

Mehr braucht es nicht, um alle Unruhe zu vertreiben, fröhlich und heiter zu stimmen. Beifuß soll auch magische Kräfte haben. In alten Kräuterbüchern wird empfohlen, ein Zweiglein Beifuß an den Bettpfosten eines quengeligen Babys zu hängen oder Rauch davon unter dem Bette des Kindes zu machen. Es soll alle Verdrießlichkeit von ihm nehmen.

Beruhigendes Kissen

- *2 Teile Dillsamen*
- *1 Teil Anissamen*
- *1 Teil Melisseblätter*

Diese Füllung wird in ein Kissen genäht. Die Mischung besänftigt sehr, ist auch für kleine Schreihälse geeignet und sehr wohltuend.

 Kissen für vergeßliche Menschen

- *1 Teil Rosmarin*
- *1 Teil Pfefferminzblätter*

Rosmarin stärkt das Erinnerungsvermögen, Pfefferminze macht einen klaren Kopf über Nacht und erhellt den Geist.

 Schnurrkissen für Katzenviecher

In das Katzenkissen werden getrocknete Blätter und Blüten der *Katzenminze* gestopft. Fortan wird die Katze jeden anderen Platz in der Wohnung verschmähen und nur noch auf diesem Kissen träumen wollen. Praktisch und wirksam.

Sachet für die Schränke

Duftkissen nannte man früher Sachets. Sie lagen weniger in den Betten als in den Schränken zwischen der Wäsche. Das half in erster Linie, die Wäsche gegen Motten zu schützen und sie gleichzeitig zu parfümieren. Lavendelsäckchen, Kampfertabletten, Waldmeistersträußchen und Wurzelstückchen der Florentiner Schwertlilie werden heute noch als einigermaßen zuverlässige Mittel gegen Insekten benutzt.

In dieses Sachet für Ihren Kleiderschrank kommt eine Mischung aus gut zermahlenen Zutaten. Einiges können Sie schon gemahlen kaufen, die anderen Zutaten werden in der Kaffeemühle pulverisiert. Füllen Sie alles in ein schönes Stoffsäckchen, hängen es in den Schrank und freuen sich am kostbaren Duft.

- *24 Teile Wurzel der Florentiner Schwertlilie (Iriswurzel)*
- *8 Teile Kalmuswurzel*
- *6 Teile Rosenholz*
- *6 Teile Benzoeharz*
- *1 Teil Zimt*
- *$\frac{1}{2}$ Teil Nelken*

Diese Mischung duftet sehr fein und orientalisch. Sie paßt besonders gut zu teurer Seidenwäsche.

Sachet für den Schreibtisch

In England werden Schränke aus edlen Hölzern mit Zitronenwachs poliert. Wenn Sie so etwas bekommen und einen hölzernen Schreibtisch haben, benutzen Sie es. Um diesen unvergleichlich gepflegten, sauberen und animierenden Duft auch aus Ihrem kunststoffbeschichteten Preßspan-Schreibtisch strömen zu lassen, auf dem sonst nur der PC smogt und flimmert, legen Sie in jede Schublade ein Zitronensäckchen. Das fördert außerdem die Konzentration. In Japan sprühen sie sogar Pfefferminze und Zitrone durch die Klimaanlagen von Büros, damit die ohnehin schon fleißigen Japaner noch fleißiger werden. Nehmen Sie statt dessen zu etwa gleichen Teilen (insgesamt 80–100 Gramm)

- *Zitronenmelisse*
- *Zitronenthymian*
- *Zitronenschale*
- *Zitronenblätter*
- *Kamillenblüten*
- *4–6 Tropfen Zitronenöl*

Mischen Sie alles in einer Schüssel zusammen, träufeln das ätherische Öl darauf und verteilen die Menge auf mehrere Beutelchen, die Sie, zugebunden, in die Schubladen legen oder an die Schreibtischlampe hängen.

Lavendelsäckchen für Betten und Schränke

- *100 g Lavendelblüten*
- *50 g gemahlene Iriswurzel (Florentiner Schwertlilie)*
- *5 Tropfen Lavendel*

Von diesen Duftsäckchen können Sie gar nicht genug haben. Sie brauchen dafür nur wenige Zutaten, und Sie können sie überall verteilen: im Auto, im Wäscheschrank, in den Betten, im Büro. Ein solches Duftsäckchen ist so angenehm und unaufdringlich im Duft, daß es niemanden in seinem Dunstkreis stören wird. Außer vielleicht ein paar Motten und Fliegen.

Die Menge sollte reichen für 4–5 Beutelchen. Lavendelduft hält sich lange. Sie können das Beutelchen hin und wieder drücken, dann wird ein lahmgewordener Duft belebt.

 Feiner, herber Duft für den Schrank des Mannes

- *30 g Florentiner Schwertlilie (Iriswurzel)*
- *30 g Rosenblütenblätter*
- *30 g Zedernholz- oder Sandelholzspäne*
- *30 g Patschuliblätter*

Wenn Sie den Duft verstärken wollen, tröpfeln Sie noch *2 Tropfen Patschuli* und *2 Tropfen Nelken* dazu. Das ist ein wunderbar herber Duft, der Männern bestimmt gefällt, aber Insekten nicht.

Garde-robe für die Garderobe

Auch diese Beutel oder Kissen können Sie gleich in größeren Mengen herstellen, denn sie helfen in jedem Kleiderschrank, in jedem Kleidersack, in jedem Raum, in dem die Garderobe überwintert oder übersommert. Das wichtigste Kraut ist die Eberraute, die auf französisch *garde-robe* heißt und damit sagt, was sie kann, nämlich Kleider schützen.

- *100 g Eberraute*
- *20 ganze Gewürznelken*
- *30 g Sandelholz- oder Zedernholzspäne*
- *1 zerstoßene Zimtstange*
- *20 g Florentiner Schwertlilie (Iriswurzel)*

Sie können auch an jeden Kleiderbügel in der Flurgarderobe einen Duftbeutel hängen, das ist gut gegen das feuchte Muffeln von Mänteln und Jacken.

 Eau-de-Cologne-Sachet

- *8 Teile Orangenblüten*
- *4 Teile Orangenblätter*
- *4 Teile Lavendelblüten*
- *1 Teil Orangenschale*
- *1 Teil Florentiner Schwertlilie (Iriswurzel)*
- *ein paar Tropfen Bergamotte*

Die Kräuter mit dem ätherischen Öl mischen und in Beutel füllen. Da diese Mischung ganz ähnlich duftet wie das klassische Kölnisch Wasser aus dem siebzehnten Jahrhundert und sehr frisch ist, paßt sie gut in einen Schrank mit männlicher Wäsche. Aber auch in ein Badezimmer. Sie können die Kräuter und Blüten dort offen in einer Schale liegenlassen. Durch die unterschiedlichen Temperaturen und Feuchtigkeitsgrade im Bad wird dieser Duft lange lebendig bleiben. Fahren Sie ab und zu mit der Hand hindurch und träufeln hin und wieder ein bißchen Bergamotte und auch Orange und Lavendel nach.

 Pudersäckchen für Laken und Kissen

Pudersäckchen sind lang und flach und werden aus breiten Bändern genäht. Wenn man sie zwischen gebügelte Bettlaken legt, schmiegen sie sich schön flach an und bringen die Form der Stapelwäsche nicht durcheinander wie dickbäuchige Gewürz- und Kräuterbeutelchen. Dafür haben sie auch nicht die Funktion, Motten zu vertreiben. Sie sollen nur die Wäsche beduften und den Schrank mit einem luxuriösen Hauch erfüllen.

Die Bänder werden an den Rändern zusammengenäht und dann mit *Talkumpuder* gefüllt, der vorher in einer Schale mit einem *Lieblingsduft* verschönt wurde. Das kann Hyazinthe sein oder Maiglöckchen – was Sie mögen. Wenn Sie dann die Wäsche auseinanderfalten, weht Sie die Erinnerung an Blumenwiesen an.

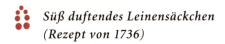 *Süß duftendes Leinensäckchen*
(Rezept von 1736)

«*Nimm Florentiner Schwertlilie, Kalmuswurzel, Zitronenschale, Orangenschale, Rosenblüten, jeweils ein Pfund und zermahle alles zu grobem Puder. Mahle 100 Gramm Koriandersamen, 30 Gramm Muskat, 30 Gramm Gewürznelken zu feinem Puder und mische ihn mit dem anderen. Ein Hauch Moschus und Ambra kommt dazu. Dann zerreibe je eine große Handvoll Lavendelblüten, Majoran, Orangenblätter und junge Walnußblätter. Mische alles zusammen und streue einige Wattestücke dazwischen, die mit Essenzen parfümiert sind. Fülle alles in Seidenbeutel und lege sie zwischen die Wäschestücke in deinen Schrank.*»

Mit dieser Mischung können Sie herumexperimentieren und die Kräuter teilweise durch ätherische Öle ersetzen. Auf jeden Fall klingt die Komposition vielversprechend, denn sie besteht aus vielen interessanten, warmen, würzigen und süßen Zutaten.

 Duftkugeln für Schubladen

Mischen Sie *Gewürze* und *aromatische Kräuter* nach Ihrer Wahl zusammen, pulverisieren alles im Mörser oder in einer elektrischen Kaffeemühle und verkneten das Pulver mit wenig *weichem Bienenwachs* zu kleinen Kügelchen. Die können Sie nun locker in die Schubladen und Schränke kullern lassen.

Duftkissen mit Puder

Dieses Rezept stammt aus dem siebzehnten Jahrhundert, aber es läßt sich heute noch genausogut herstellen. Sein Duft ist zart und fein, aber das gilt für alle diese Rezepte. Wer es stärker liebt, muß nachparfümieren.

- *4 Teile getrocknete Rosenblütenblätter*
- *3 Teile getrocknete Gartennelkenblütenblätter*
- *2 Teile Wurzel der Florentiner Schwertlilie*
- *2 Teile Koriandersamen*
- *½ Teil Benzoeharz*
- *1 Teil Kalmuswurzel*

Verpulvern Sie alle Blätter und Gewürze einzeln in einer elektrischen Kaffeemühle, mischen Sie den Puder zusammen und füllen ihn in Stoffsäckchen ab.

Duftkugeln für zarte Hälse

Nehmen Sie die *frischen Blütenblätter* von Rosen oder Nelken oder auch Salbeiblätter, zerpflücken und zerdrücken sie und rollen sie mit Rosmarinöl, Zitrone oder einem anderen *ätherischen Öl* zu kleinen Kügelchen. So können sie dann an einem luftigen Ort trocknen. Wenn sie noch nicht ganz hart geworden sind, kann man sie durchbohren, auffädeln und sich die Kügelchen als Kette um den Hals hängen. Das war früher mal sehr beliebt.

Magischer Wetterschutz

- *Mistelzweig*
- *Zedernholz*
- *Besenginster*
- *Dillzweige*

Alle Zweige werden kleingeschnitten und in ein weißes Leinensäckchen genäht, das an der höchsten Stelle auf dem Dachboden oder oben im Schornstein aufgehängt wird. Das beschützt das Haus und seine Bewohner vor Stürmen, Blitz, Hagelschlag und allen Verwüstungen, die durch Wind und Wetter entstehen.

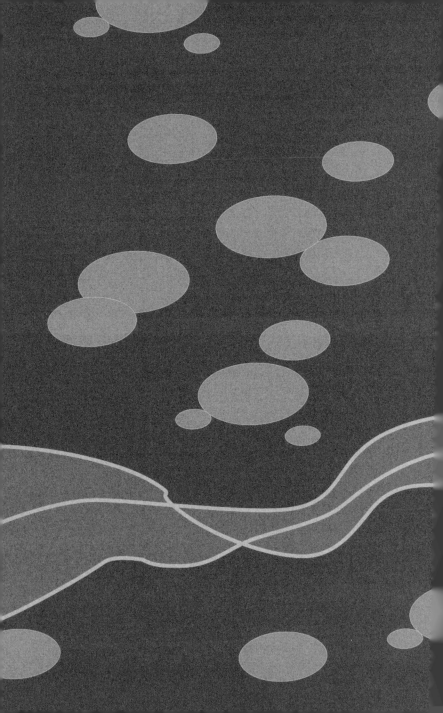

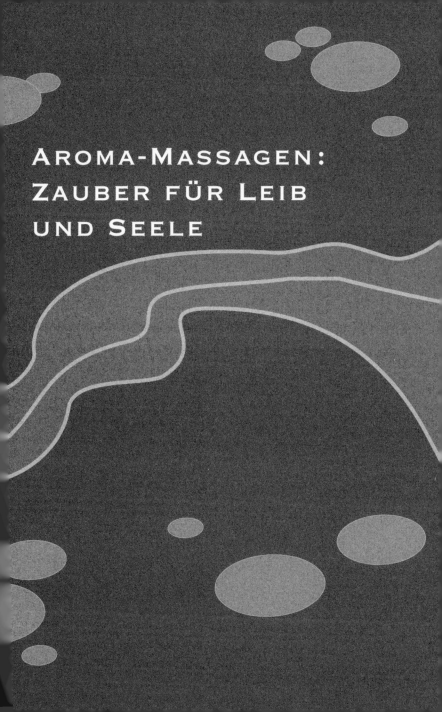

Aroma-Massagen: Zauber für Leib und Seele

Ätherische Öle wirken auf alle unter der Haut liegenden Nerven und Organe. Sie haben ihren Geist nicht aufgegeben. Einmal aus dem Fläschchen gefahren, sorgen sie für eine besondere Stimmung und beeinflussen die Psyche. Sie stimulieren aber auch physiologisch, da sie durch die Haut auf bestimmte Organe wirken können. Wer glaubt, daß die Haut nur eine Art Regenschirm sei, der Wasser nicht rein- und Blut nicht rausläßt, der vergißt, daß viele Morde in der Geschichte mit Hilfe der Hexensalben verübt wurden, die giftige Pflanzensubstanzen enthielten.

Ein liebevoller, konzentrierter Masseur oder eine Masseurin vermitteln mit gleichmäßigen, ruhigen und kräftigen Bewegungen das Gefühl, als würden sie einem ein paar schwere Pakete und lästige Bürden abnehmen. Das vorher angestrengte Gesicht wird glatt und kann wieder lächeln. Besonders eine Aromamassage stärkt die Abwehr – auch gegen Gehaltskürzungen und böse Nachbarn.

Damit eine solche Aromamassage bei einem lieben Menschen ihre volle Wirkung entfalten kann, müssen einige Regeln beachtet werden: Der Raum, in dem Sie massieren, sollte angenehm warm sein und sanft beleuchtet. Nicht zu grell, vielleicht rot, das schmeichelt und gibt dem nackten Menschen Sicherheit. Warme Tücher für den Körper, eine Wärmflasche für die Füße. Die bewirkt, daß der Solarplexus sich entspannt, was für die Bereitschaft zur aromatischen Beeinflussung sehr wichtig ist. Der zu bearbeitende Mensch sollte auf einer waagerechten Unterlage liegen, über die einige Frotteetücher gebreitet wurden wegen der Ölflecken. Es muß ganz und gar still sein. Sprechen Sie nur, wenn es nötig ist, und dann schön leise und ruhig. Im Hintergrund darf, sehr schwach vernehmbar, Meditationsmusik oder etwas ähnlich Unaufgeregtes erklingen. Nicht das Radio einschalten. Eine Sprechsendung oder die Verkehrsnachrichten sind wie ein Schock. Eine Duftlampe sorgt für saubere Luft und angenehme Atmosphäre. Reiben Sie zunächst einmal den ganzen Körper von oben nach unten ein. Schön glitschig muß die Haut sein, aber nicht fetttriefend. So können Wärme und Entspannung über die Nerven und Muskeln des ganzen Körpers fließen. Greifen, streicheln, drücken Sie immer symmetrisch, nie zu fest und immer in langsamem Rhythmus. Lösen Sie nie beide Hände gleichzeitig vom Körper, damit gegenseitige Energieflüsse nicht unterbrochen werden. Und genießen Sie die Massage und die kostbaren Düfte.

Huile antique – das Rundumöl

Huile antique – so nennt man den öligen Auszug aus Heil- und Duftkräutern. Am besten eignen sich Kräuter, die einen hohen Gehalt an ätherischen Ölen haben. Für ein solches Öl braucht man die getrockneten Teile der jeweiligen Pflanze, die im Mörser oder in der elektrischen Kaffeemühle zerkleinert werden. Sie kommen in ein dunkles Glas, das mit Öl aufgefüllt wird, so daß die Pflanzenteile ganz bedeckt sind. Das gut verschlossene Glas muß an einem warmen Ort, also in der Sonne oder nahe der Heizung, etwa drei Wochen lang ziehen. Dann wird das Öl abgegossen und zur Beseitigung der letzten Rückstände noch einmal durch ein feines Mulltuch geseiht. Diese Prozedur kann man mehrmals mit neuen Kräutern wiederholen, bis der Duft intensiv genug ist, aber es gibt auch eine fixe Methode für alle, die es nur einmal ausprobieren wollen und die noch nicht selbstverständlich und vertraut mit Blüten und Blättern und duftenden Kräutern umgehen: Der Öltopf mit den Pflanzenteilen wird in einem Wasserbad erhitzt. Das Wasser soll nicht kochen! Das Öl ist fertig, wenn der warme, sanfte Kräutergeruch aufsteigt. Auch diese Methode kann mit immer neuen Pflanzenteilen wiederholt werden, bis das Öl so intensiv duftet, wie man es haben will.

Wen es im Urlaub in den Süden verschlägt, kann sich leicht ein sehr kräftig duftendes Körperöl aus Olivenöl und wildem Rosmarin zubereiten, der am Wegesrand wächst. Das pflegt die Haut und schützt gegen das salzige Meerwasser. Außerdem schmeckt es gut am Salat.

Ein sehr vielseitiges Massageöl ist ein Huile antique mit Kamille. Es duftet sehr warm und beruhigend und ist eine erlesene Grundlage für verschiedene Duftkompositionen.

Aphrodisisches Salböl

- *100 ml Kamille-Öl-Auszug (Huile antique)*
- *3 Tropfen Jasmin*
- *3 Tropfen Rose*
- *2 Tropfen Bergamotte*
- *1 Tropfen Zimt*

Alle Öle werden miteinander verschüttelt. Diese Mischung duftet süß und warm und schafft am ganzen Körper Genuß, wenn sie von kundigen Händen eingestreichelt wird.

Wenn Sie keinen solchen Kamille-Öl-Auszug herstellen wollen, nehmen Sie 2 Teelöffel eines guten Pflanzenöls und 2–4 Tropfen Kamille. Das ist aber nicht dasselbe, obwohl das Öl genauso gut ist. Der Umgang mit Pflanzen und Düften, das Aufbewahren, Trocknen und Verarbeiten ist bereichernd und entspannend – und insofern ist es nicht dasselbe.

Schon die alten Griechen massierten sich in den Sportstätten und Gymnasien mit Ölen. Duftende Salböle hingegen nahmen nur Weichlinge und Weiber. Die raffinierten Ägypter waren die ersten, die vorurteilslos duftenden Luxus für sich in Anspruch nahmen.

🌹 *Aromamassage für ein ganz deprimiertes Mädchen*

- *100 ml Pflanzenöl*
- *Wacholder*
- *Lavendel*
- *Patschuli*
- *Rose*

Für ein Massageöl braucht man 100 ml Pflanzenöl, das auch aus verschiedenen Ölen gemischt sein kann. Schön ist es, wenn ein bißchen von dem etwas zähen Erdnußöl dabei ist, das nicht so leicht von der Haut aufgenommen wird. Geben Sie zu dem Pflanzenöl insgesamt 30 Tropfen duftendes ätherisches Öl, Mischung je nach Wunsch.

Dazu kann das Mädchen ab und zu an einem Rosmarin-Pfefferminz-Tee nippen.

🌹 *Aromamassage für eine, die unter Druck steht*

- *50 ml Sesamöl*
- *4 Tropfen Geranie*
- *8 Tropfen Lavendel*
- *4 Tropfen Patschuli*
- *4 Tropfen Salbei*

Dieses Massageöl geht auch an die Nieren. Lavendel dringt tatsächlich bis dorthin vor und regt die Organfunktion an, das hat man inzwischen nachgewiesen. Das Öl wirkt sehr entspannend und erleichternd.

Massageöl für Frostbeutel

- *50 ml Pflanzenöl*
- *Niauli*
- *Thymian*
- *Lorbeer*
- *Rosmarin*

Eine Mischung aus insgesamt 20 Tropfen mit dem Pflanzenöl verschütteln. Wenn der ganze Körper von einer Erkältung ergriffen ist, stärkt das Öl den geschwächten Menschen, vorausgesetzt, das Zimmer ist warm genug. Bedecken Sie immer die Körperstellen, die gerade nicht massiert werden, mit einem Tuch.

Massage, die das Lebensgefühl hebt

- *100 ml Pflanzenöl*
- *Rosmarin*
- *Salbei*
- *Sandelholz*

Wenn der hormonelle Umschwung stattfindet, kann die Frau öfter eine Massage mit diesem Öl vertragen. Insgesamt 30 Tropfen mit dem Pflanzenöl mischen. Während der Massage wird ihr ein Beruhigungstee aus Lavendelblüten und Kamille gefallen. Das fördert die innere Balance und nimmt die Unruhe.

Beauty-Öl für die Frau

- *100 ml Pflanzenöl*
- *20 Tropfen Kamille*
- *5 Tropfen Honig*
- *3 Tropfen Rose*

Bereiten Sie aus diesen Zutaten ein – zugegeben – sehr teures Massageöl und lassen Sie sich damit durchwalken. Der Duft stimmt weich und harmonisch. Er kann ein Glücksgefühl, auch beim Masseur, hervorrufen und läßt eine Schönheit noch viel schöner strahlen.

Beauty-Öl für den Mann

- *100 ml Pflanzenöl*
- *5 Tropfen Pfeffer*
- *5 Tropfen Zimt*
- *10 Tropfen Zitrone*

Dieses Massageöl ist nichts für empfindliche Menschen. Es wärmt stark und regt an. Für einen verspannten Mann, der seine Gefühle unter dem Deckel hält und immer alles unter Kontrolle hat, ist es genau richtig. Er wird sanft und schön unter Ihren Händen und fängt an zu träumen.

Massage für dralle Leiber

- *100 ml Pflanzenöl*
- *Zypresse & Lavendel & Sandelholz*
  oder
- *Salbei & Rosmarin & Geranie*

Insgesamt 30 Tropfen je nach Gefühl und Nase im Pflanzenöl verteilen. Diese Essenzen wirken entwässernd. Als Tee dazu ist Pfefferminze morgens und Eisenkraut abends gut.

Massage für einen friedlichen Abend

- *100 ml Pflanzenöl*
- *Weihrauch*
- *Sandelholz*
- *Neroli*

Mischen Sie das Pflanzenöl mit insgesamt 30 Tropfen ätherischem Öl und schütteln es gut durch. Erwärmen Sie vorsichtig ein wenig von dem Öl in einem Eßlöffel über einer Kerze. Wenn jemandem die Angst im Nacken sitzt, zum Beispiel vor dem nächsten Tag, vor einer entscheidenden Arbeit oder Prüfung, legen Sie das verängstigte und nervöse Wesen auf einen langen Tisch. Liebevolle, kräftige Berührungen mit warmem Duftöl, begleitet von säuselnden guten Worten, lockern, entspannen, harmonisieren und ermutigen das Nervenbündel.

Massage gegen lausige Laune

- 1 Eßlöffel Mandelöl
- 2 Tropfen Neroli
- 2 Tropfen Rose
- 1 Tropfen Honig

Mit diesem Öl massieren Sie alle schlechten Gedanken und Depressionen heraus. Bleiben Sie mit den Berührungen auf dem Oberkörper, auf Schläfen, Nacken, Armen, Schultern, Rücken und Brust. Der maulige Mensch fängt wahrscheinlich an zu schnurren, und Sie müssen dann das Massageöl noch einmal ansetzen und weitermassieren.

Aufbauende Massage bei geistiger und körperlicher Erschöpfung

- 2–3 Eßlöffel Pflanzenöl
- 6 Tropfen Zitrone
- 3 Tropfen Rosmarin
- 3 Tropfen Wacholder

Diese Mischung baut auf. Sie wirkt erfrischend und stärkend, sie macht wach und weckt neue Energien, gleichzeitig wärmt sie und harmonisiert den ganzen Menschen. Halten Sie sich mit der Massage lange am Nacken, am Kopf und auf dem Rücken auf.

🫘 *Hilfe für ein nervöses Hemd*

- *2–3 Eßlöffel Pflanzenöl*
- *6 Tropfen Lavendel*
- *5 Tropfen Neroli*
- *3 Tropfen Kamille*

Falls der Mensch sehr nervös ist, möchten Sie die Dosierung vielleicht erhöhen, aber das dürfen Sie nicht. Wenn ätherische Öle zu stark dosiert werden, können sie glatt das Gegenteil bewirken und den Zappelphilipp regelrecht aufputschen und auf die Palme bringen. Auch in geringer Menge entfalten die Flaschengeister ihre wohltuende Wirkung auf menschliche Körper.

🫘 *Massage für ganz harte Knochen*

- *1–2 Eßlöffel Pflanzenöl*
- *4 Tropfen Bergamotte*
- *2 Tropfen Ingwer*
- *1 Tropfen Orange*
- *1 Tropfen Vanille*

Diese Essenzen, vermischt mit dem Pflanzenöl, sorgfältig über den verspannten Rücken gestreichelt und den Nacken hinauf- und hinuntergedrückt, bewirken, daß der massierte Mensch erweicht und sanft und schnurrig wird.

Leckerer Kuchenduft für kleine Kinder

- *1 Eßlöffel Mandelöl*
- *2 Tropfen Vanille*
- *1 Tropfen Mandarine*

Auf keinen Fall sollten Sie die Dosis erhöhen. Kinder sind sehr empfindlich, aber wenn sie es vertragen, wird ihnen die leckere Kuchenmassage gefallen, besonders an den kalten Winterfüßchen.

Massage, die erotisch stimuliert

- *2–3 Eßlöffel Pflanzenöl*
- *2 Tropfen Ylang-Ylang*
- *5 Tropfen Jasmin*
- *5 Tropfen Sandelholz*
- *2 Tropfen Vanille*

Dieses Massageöl duftet weich und warm. Es enthält ätherische Öle, die auf Frauen und Männer gleichermaßen erotisch stimulierend wirken. Wenn Ihnen der Duft zu süß und lieb ist, schärfen Sie ihn eben noch ein bißchen mit Patschuli und Vetivert an.

Kräftigendes Öl
für einen geschwächten Körper

- 2–3 Eßlöffel Pflanzenöl
- 5 Tropfen Zedernholz
- 5 Tropfen Sandelholz
- 3 Tropfen Rosmarin

Diese Mischung ist auch in der Aromalampe angenehm, und wenn man sie zusätzlich sanft in einen kränkelnden Körper streichelt, wird das den geschwächten Menschen sicher wieder aufbauen.

Massage für ein gebrochenes Herz

- 5 Tropfen Limette
- 3 Tropfen Rose
- 3 Tropfen Tonka
- 1 Tropfen Melisse

Sie können diesen Duft für eine tröstende Massage (in 2–3 Eßlöffel Pflanzenöl) verwenden oder ihn in der Duftlampe (mit Wasser) aufsteigen lassen. Auch in der Badewanne (mit Pflanzenöl und Mulsifan, siehe S. 135) wird er den Schmerz lindern. Wenn alles nicht helfen mag, dann experimentieren Sie auch mit *Melisse*, *Basilikum* und *Bergamotte*. Das hilft bestimmt, den Kummer und den Kerl zu vergessen.

Massage für Mann oder Frau mit Kater

In 100 ml Pflanzenöl tröpfeln Sie insgesamt 30 Tropfen der ätherischen Öle von Pfefferminze, Eukalyptus und Zitrone. Von der Pfefferminze nehmen Sie lieber nur wenig, sonst können Sie walken, soviel Sie wollen, der Katermensch wird nicht warm. Diese Essenzen sorgen nach einer durchzechten Nacht für frischen Wind im Kopf. Der Geist belebt sich wieder, und die schweren Vorhänge heben sich.

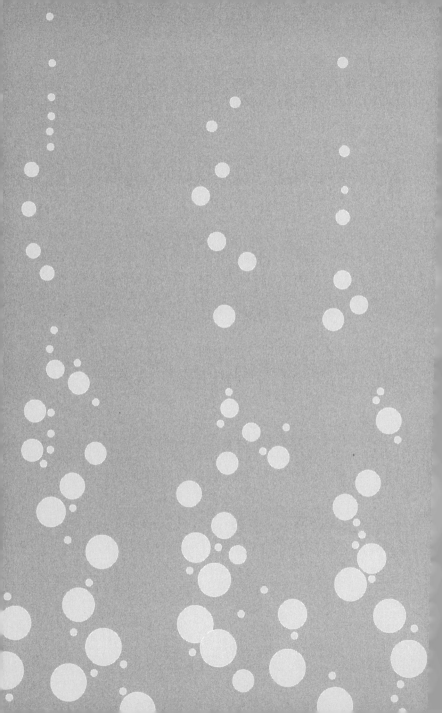

Frische Duftwässerchen und berauschende Parfums

Die erotische Kraft eines Duftes war den Menschen schon in der Antike bekannt, und auch heute gibt es wohl keine Frau und keinen Mann, die sich nicht wenigstens bei besonderen Gelegenheiten parfümieren. Die meisten gehen gar nicht aus dem Haus, ohne sich mit einer bestimmten Duftaura zu umgeben, die ihre Persönlichkeit unterstreicht oder sie nur einfach beschwingt wie schöne Musik.

Selbstgemachte Duftwässerchen sind besonders raffiniert, obwohl wir viel weniger Duftstoffe verwenden als die Parfumindustrie, die Hunderte von verschiedenen Aromen einsetzt, um einen einzigen dominanten Duft zu stützen.

Rezepte mit ätherischen Ölen ergeben sehr leichte Düfte, die auf der Haut haften, aber nicht die Umgebung betäuben. Da sie aus natürlichen Essenzen gemischt werden, haben sie ein ganz anderes sinnliches Spektrum als viele der neuen Parfums, die überwiegend aus synthetischen Düften bestehen. Solche Industrieparfums riechen bei jeder Frau gleich. Diese neuen, synthetischen, aber nicht etwa billigen Parfums, die binnen weniger Jahre viele kostbare und berühmte Parfums verdrängt haben, stützen die individuelle Ausstrahlung gerade nicht, sondern übertrumpfen sie. Sie verändern sich nicht auf der Haut, sondern überdecken die persönliche Duftausstrahlung. Sie drängen sich eitel in den Vordergrund und sind so schnell zu identifizieren, daß eine erfahrene Konsumentin auf einen Riecher Marke und Preis erkennt.

Das heißt nun nicht, daß ein Tennisspielerinnen-Parfum lieber echt nach Schweißband riechen sollte oder «Diamonds» nach Geld, aber der Duft einer Person sollte bei der Person bleiben, die ihn trägt. Parfum soll Ihren Auftritt abrunden, aber nicht beherrschen.

Düfte wirken ganzheitlich, also gleichermaßen auf Körper, Nerven, Psyche und Sinne. Sie erregen unsere Phantasie und unser Verlangen und bringen mit ihrer aphrodisierenden Kraft Romantik in unser Leben.

Probieren Sie selbst. Wenn Sie ein bestimmtes ätherisches Öl gerade nicht zur Hand haben, variieren Sie das Rezept und ersetzen den fehlenden Duft durch einen ähnlichen. So können Sie innerhalb der Duftskala von Gewürzen, Blüten oder Zitrusfrüchten ohne böse Überraschungen die Essenzen tauschen und erhalten immer neue Kompositionen. Bei den Kräuteressenzen sind die Veränderungen im Duft sehr deutlich, also darf man da nicht ganz so kühn austauschen, aber einen Versuch ist es immer wert.

Jede Duftkomposition besteht aus der Kopfnote, der Herz- oder Mittelnote und der Basisnote:

Kopfnote – das sind die Düfte, die als erste in die Nase steigen und sich auch als erste wieder verflüchtigen: Orange, Bergamotte, Lavendel, Basilikum, Zitrone, Minze, also die leichten, frischen Blüten, Kräuter und Zitrusdüfte.

Herz- oder Mittelnoten haften länger und steigen auch erst später aus dem Duftbukett auf: Rose, Zeder, Nelke, Zimt, Geranie, Sandelholz, die etwas schwereren Blüten, Kräuter und Gewürze.

Basisnoten runden den Duft ab und bleiben als Idee des ganzen Duftes am längsten auf der Haut haften. Sie sollten nur sehr gering dosiert werden: Sandelholz, Zeder, Patschuli, Ambra, Benzoe, Vanille, Weihrauch, Moschus.

Wenn die Eaux de toilette, die Sie selber mischen, ganz frei von harzigen Schwebstoffen sein sollen, müssen Sie sie für 24 Stunden in den Kühlschrank verbannen. Dann setzen sich die Schwebstoffe am Boden ab, und Sie können sie mit einem Kaffeefilter herausfiltern.

Gekaufte oder selbstgemachte Parfums, die uns gar nicht oder nicht mehr gefallen, können wir verändern und dem Duft eine ganz andere Richtung verpassen, wenn wir ihn «umbauen»: Nelke ist ein Duft, der ohne viel Federlesens aus einem süßlich-neckischen Blumenstrauß einen voluminösen, orientalischen Schleier zaubern kann, indem er die ganze Basis des Duftes umdreht. Sie können aber auch an der oberen, leichter flüchtigen Kopfnote herumbasteln und durch Minze dem Duft eine ganz neue, erfrischende Wende geben. Mit mehr Alkohol kann ein aufdringlicher Duft erträglicher werden, und mit zusätzlichem Wasser kann er als After Bath Splash von der ganzen Familie verbraucht werden. Experimentieren Sie auch mal mit Parfumproben.

Hier als Beispiel die Duftrichtungen einiger Markenparfums mit deutlich erkennbaren Hauptbestandteilen in der Reihenfolge:
1. Kopfnote (Substanz, die am schnellsten verfliegt)
2. Herznote (Substanz, die erst etwas später aufsteigt)
3. Basisnote (dominanter Duft, der am längsten haftet)

Vielleicht mixen Sie sich ja ähnlich duftende Mischungen, aber bedenken Sie: Als Hobbyparfumeurin werden Sie diese Düfte, die aus mehreren hundert Aromen bestehen, nie ganz genau hinbekommen. Aber das macht gar nichts! Die eigenen Mischungen sind dafür individuell und ganz nach Ihrem Geschmack.

CINNABAR (Lauder)
1. Orange, Pfirsich, Bergamotte
2. Gewürznelke, Zimt, Rose, Jasmin
3. Patschuli, Ambra, Benzoe, Vanille, Weihrauch

LAGERFELD (Lagerfeld)
1. Bergamotte, Estragon, Muskatellersalbei
2. Rose, Zedernholz, Tabak
3. Ambra, Vanille, Tonka, Moschus

MUSK FOR MEN (Yardley)
1. Bergamotte, Lavendel, Basilikum, Zitrone, Rosmarin
2. Geranie, Sandelholz, Nelke, Rose
3. Moschus, Moos, Ambra, Vanille

JICKY (Guerlain)
1. Zitrone, Bergamotte, Mandarine
2. Jasmin, Patschuli, Rose, Vetivert
3. Vanille, Benzoe, Ambra, Zibet, Leder, Weihrauch

RIVE GAUCHE (Yves Saint Laurent)
1. Bergamotte, Pfirsich, Blattgrün
2. Rose, Jasmin, Geranie, Maiglöckchen, Iris, Ylang-Ylang
3. Vetivert, Tonka, Sandelholz, Moos, Moschus, Ambra

Die folgenden Rezepte sind wärmend, erotisch oder sportlich. Sie ergeben elegante Parfums, die Ihnen schneller, als Sie denken, ein ganz neues Hobby erschließen werden. Alle privaten Duftmischer und Schnüffelfrauen werden über kurz oder lang geradezu süchtig und besorgen sich alle Düfte, die sie auftreiben können. Schnüffelt so ein duftverliebter Mensch lediglich an einem Fläschchen simpler Pampelmuse, verdreht er die Augen, trinkt, schmeckt, saugt den Duft in sich hinein und grunzt ihn mit einem leicht irren Blick wieder heraus. Das können Sie ganz leicht beobachten, wenn Sie mal in einige der im Anhang ab S. 137 aufgeführten Läden gehen, wo die Nasen an den Regalen mit den Essenzen hängen. Dort bekommen Sie auch alle anderen Zutaten und Hilfsmittel, die Sie zur Parfumherstellung brauchen.

Klassisch schönes Eau de toilette

- *250 ml kosmetisches Basiswasser*
- *12 Tropfen Bergamotte*
- *44 Tropfen Nelke*
- *7 Tropfen Zimt*
- *6 Tropfen Eisenkraut*
- *3 Tropfen Lavendel*
- *3 Tropfen Jasmin*
- *2 Tropfen Rose*
- *2 Tropfen Geranie*

Dieses Duftwasser riecht fein nach Tradition und Erfahrung. Nichts herrscht vor, alles ist ausgewogen und stimmig. Eine kluge Komposition für jeden Tag. Für Mann und Frau.

Tausendschön

- *5 ml Jojobaöl*
- *10 Tropfen Jasmin*
- *5 Tropfen Rose*
- *1 Tropfen Sandelholz*
- *1 Tropfen Hyazinthe*
- *1 Tropfen Honig*

Mischen und gut verschütteln. Ein warmer, verführerischer Duft, der beschwingt und fröhlich macht.

Splash für die Sommerschöne

- *25 ml destilliertes Wasser*
- *25 ml Alkohol (96 Volumprozent)*
- *10 Tropfen Bergamotte*
- *7 Tropfen Zitrone*
- *10 Tropfen Eisenkraut*
- *10 Tropfen Pampelmuse*
- *2 Tropfen Pfefferminze*
- *2 Tropfen Patschuli*

Sehr frisch, sehr fruchtig.

Frischer, sehr dezenter Duft

- *100 ml Rosenwasser*
- *50 ml Alkohol (96 Volumprozent)*
- *40 Tropfen Lavendel*

Die Flüssigkeit wird milchig, wenn man sie zusammenschüttelt. Wenn man damit Stirn und Puls betupft, ist der Duft so erfrischend und dabei angenehm zurückhaltend, daß man ihn sogar im Krankenzimmer gern haben mag. Und ein Fläschchen davon macht bestimmt viel mehr Freude als der übliche Blumenstrauß.

Duft zum Aufwachen

- *20 Tropfen Kaffeearoma*
- *4 Tropfen Vanille*
- *4 Tropfen Zitrone*
- *4 Tropfen Rumaroma*

Wenn Sie Kaffeearoma nicht bekommen, machen Sie sich selber einen Duftauszug, indem Sie 2–3 Eßlöffel Kaffeepulver in 100 ml Weingeist (98 Volumprozent) aus der Apotheke verrühren und die Mischung ein paar Tage stehenlassen. Danach filtern Sie die Flüssigkeit durch einen Kaffeefilter. Probieren Sie selbst, wie konzentriert Sie den Duft mögen. Dieses Parfum darf nur auf die nackte Haut geraten, denn es ist kaffeebraun und färbt sonst das Hemd. Es hat einen herbwarmen, sehr stimmungsvollen Duft. Auch Zimt, Ingwer und Minze passen gut zum Kaffeearoma.

Origineller Tabak- und Lederduft

Auch Tabak und Leder sind neuerdings als fertige *Duftauszüge* zu haben. Experimentieren Sie damit herum. Es gibt Frauen, auf die Pfeifenraucher eine besondere Anziehungskraft haben, nur wegen des rasanten Duftes, der ihren Tabaksdosen entströmt. Tabakduft hat eine stimulierende und leicht berauschende Wirkung. Der herbe *Tabak* wird mit *Vanille* und einem bißchen *Vetivert* gewürzt. *Leder* verträgt *Lavendel* und *Melisse*.

Duft für einen bärigen, dunklen Typ

- *5 ml Alkohol (96 Volumprozent)*
- *5 Tropfen Limette*
- *2 Tropfen Basilikum*
- *10 Tropfen Rosenholz*
- *2 Tropfen Nelke*
- *2 Tropfen Patschuli*
- *2 Tropfen Vanille*
- *3 Tropfen Eichenmoos*
- *etwas destilliertes Wasser*

Die Düfte erst vorsichtig mit dem Alkohol mischen, ein paar Stunden stehenlassen und dann die Intensität prüfen. Aber nicht mit der Nase an der Flasche, sondern mit einem Tröpfchen auf dem Handgelenk. Eventuell mit Wasser verdünnen. Das ist ein schwerer, würziger Duft, ein Schmelzwasser für die Frau, die dem Bären dann vielleicht willig in die Höhle folgt.

Lavendel-Liebe

- *10 Tropfen Jojobaöl*
- *40 Tropfen Lavendel*
- *10 Tropfen Sandelholz*
- *3 Tropfen Zimt*

Auf diese Weise wird Lavendelduft sehr elegant und raffiniert veredelt.

Für eine blonde Schönheit

- *10 ml Jojobaöl*
- *15 Tropfen Geranie*
- *4 Tropfen Zitrone*
- *2 Tropfen Vetivert*

Sweet and light, aber keineswegs frisch und sportlich.

Jungle Flower

- *10 ml Jojobaöl*
- *40 Tropfen Ylang-Ylang*
- *20 Tropfen Perubalsam*
- *10 Tropfen Rosenholz*

Das ist ein schwerer, erotischer Duft für eine Frau, die sich traut.

Kinderparfum

Kinder brauchen eigentlich kein Parfum, denn sie riechen schon charmant genug. Aber wenn man das Parfum mit dem Kind zusammen mixt für die schicke Barbie, hat es etwas mehr Sinn.

- *10 ml Mandelöl*
- *10 Tropfen Orange*
- *7 Tropfen Limette*
- *4 Tropfen Vanille*

Good-Morning-Splash

- *50 ml kosmetisches Basiswasser*
- *200 ml destilliertes Wasser*
- *30 Tropfen Zirbelkiefer*
- *10 Tropfen Pampelmuse*
- *2 Tropfen Vetivert*
- *10 Tropfen Eisenkraut*

Wenn Sie den stärkeren Weingeist (96 Volumprozent) aus der Apotheke benutzen, nehmen Sie die fünffache Menge destilliertes Wasser dazu. Für ein Wasser, das Sie großflächig verteilen, ist diese alkoholische Konzentration erfrischend und stark genug.

Sonniger Süden

Für eine zarte Duftdusche am Morgen mischen Sie

- *50 ml Weingeist*
- *250 ml destilliertes Wasser*
- *14 Tropfen Eisenkraut*
- *8 Tropfen Orange*
- *8 Tropfen Sandelholz*
- *6 Tropfen Zeder*
- *6 Tropfen Limette*

Dieses milchige, frische Duftwasser können Sie großzügig verteilen. Es macht morgens gute Laune.

Orientalisches Blumenöl

- *10 ml Jojobaöl*
- *8 Tropfen Rose*
- *8 Tropfen Patschuli*
- *8 Tropfen Sandelholz*
- *8 Tropfen Bergamotte*

Das ätherische Öl der Rose ist sehr teuer, und wenn es Ihnen zu teuer ist, nehmen Sie eben Geranie. Der Duft hat eine sehr ähnliche Richtung, ist genauso feminin und blumig-warm.

Mischen Sie die Essenzen einmal nicht mit Alkohol, sondern mit Jojobaöl oder Mandelöl zu einem Parfum. Das Öl ist auf jeden Fall verträglicher für empfindsame Haut, die von Alkohol leicht gereizt wird.

Extravaganter Duft

- *10 ml Öl (Mandel oder Jojoba)*
- *5 Tropfen Sandelholz*
- *5 Tropfen Zeder*
- *5 Tropfen Bergamotte*
- *6 Tropfen Orange*
- *4 Tropfen Ingwer*
- *3 Tropfen Geranie*
- *3 Tropfen Eichenmoos*

Mischen Sie die Essenzen mit dem Mandel- oder Jojobaöl. Das ist ein sehr raffinierter Duft. Das Öl reizt die Haut nicht und hält das Aroma sehr gut und lange.

Würzig-warmer Duft

- *10 ml Jojobaöl*
- *5 Tropfen Zeder*
- *5 Tropfen Eichenmoos*
- *2 Tropfen Latschenkiefer*
- *5 Tropfen Eisenkraut*
- *4 Tropfen Vetivert*
- *4 Tropfen Geranie*
- *4 Tropfen Bergamotte*

Das ergibt ein warmes, nicht sehr süßes Parfum, das sogar hautpflegend ist. Das gilt für (fast) alle Duftölmischungen.

Rassiger Duft für verwegene Frauen

- *10 ml Öl (Mandel oder Jojoba)*
- *2 Tropfen Eichenmoos*
- *4 Tropfen Sandelholz*
- *2 Tropfen Honig*
- *2 Tropfen Mandarine*
- *2 Tropfen Vetivert*

Ein schönes, warmes und zugleich herbes Parfum, das besonders gut zu auffallenden Erscheinungen paßt.

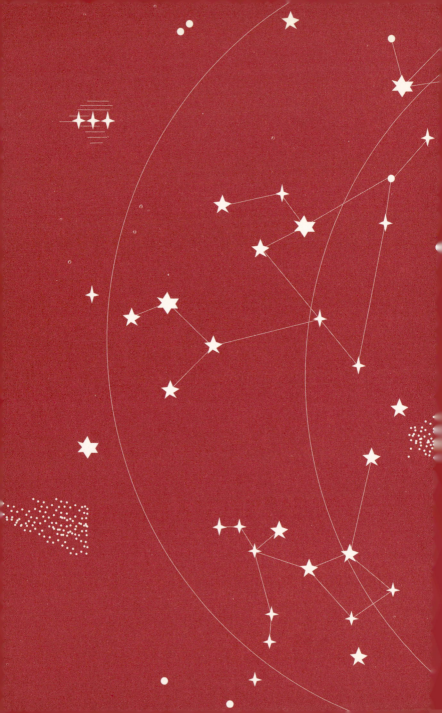

Dem Schützen auf der Duftspur: Sternzeichen und ihre Parfums

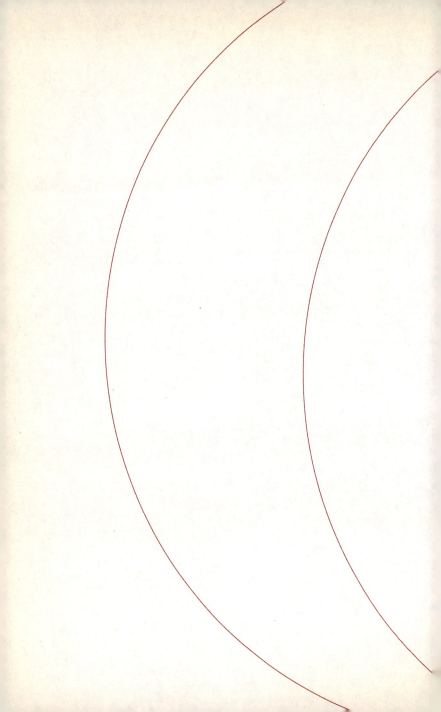

Ein Horoskop, ein Schicksalsbild, wird bestimmt von der Stellung der Planeten und Sterne in der Geburtsstunde eines jeden Menschen.

Aber nicht nur die Menschen, auch alle Pflanzen unterliegen dem Einfluß der verschiedenen Himmelskörper. Pflanzen sowie die Essenzen, die man aus ihnen gewinnen kann, haben deshalb eine starke Affinität zu den Körpern und Seelen, die von den gleichen Sternen und Planeten beeinflußt werden, und können besonders auf sie wirken.

Selbst wenn Sie der Astrologie keine Bedeutung beimessen, ist es doch phantasieanregend und spannend, mit diesen Zusammenhängen und der Möglichkeit ihrer Wirkung zu spielen und sich unter astrologischen Gesichtspunkten ein vielversprechendes Badeöl, ein Eau de toilette, einen Körperpuder herzustellen oder einen Raum zu beduften, in dem gleich etwas Besonderes stattfinden soll. Und wenn Sie nicht an Astrologie glauben, dann unterschätzen Sie auf keinen Fall den Spaß, den Sie dabei haben werden, individuelle Düfte voller Anspielungen zu kreieren – und vor allem: Verkennen Sie nicht den Zauber der Magie.

WAS DEN WIDDER WILD MACHT

Das Sternzeichen Widder eröffnet den Tierkreis und hat noch das Energiepotential des ganzen Jahres zur Verfügung. Der Mann dieses Zeichens ist kämpferisch. Er ist direkt, tatkräftig und redet nicht lange um den heißen Brei herum. Oft übt er eine starke erotische Anziehungskraft auf andere aus. Die Widder-Frau ist nicht anders. Sie steht mit beiden Beinen im Leben, befindet sich mit Vorliebe in männlicher Gesellschaft und spielt gern mit ihrer verführerischen, draufgängerischen Ausstrahlung. Man sagt beiden nach, daß sie großzügig und nicht nachtragend seien. Sie sind manchmal ein bißchen grob, aber auch schnell wieder versöhnt.

Widder-Frau und -Mann fühlen sich von starken Sinnesreizen angezogen. Diese dynamischen, vom Feuerelement geprägten Typen sind mit Moschus, Pfeffer und Myrrhe sowie würzigen Düften leicht zu erhitzen. Aber da sie den aufkeimenden Frühling symbolisieren, mögen sie auch eine kleine frische Brise, die das Mütchen kühlt und Schwung und Spritzigkeit verleiht.

- Der Planet des Widders ist der *Mars*.
- Seine Farbe ist *Rot*.
- Sein Stein ist der *Karneol*.
- Sein Element ist das *Feuer*.

✦ *Duft für den Widder-Mann*

- *2 Tropfen Limette*
- *1 Tropfen Sandelholz*
- *4 Tropfen Jasmin*
- *1 Tropfen Zimt*
- *1 Tropfen Basilikum*

✦ *Duft für die Widder-Frau*

- *4 Tropfen Sandelholz*
- *3 Tropfen Verbena*
- *4 Tropfen Moschus*
- *2 Tropfen Jasmin*

Diese ätherischen Öle mischen Sie mit *10 ml Weingeist* aus der Apotheke. Wer empfindlich ist und keinen Alkohol auf der Haut verträgt, mischt den Duft mit *10 ml Mandelöl*. Beide Düfte passen gut zum Widder und seiner erotischen Ausstrahlung und wirken auf ihn selbst sehr animierend.

Alle Sternzeichen-Duftmischungen können Sie nicht nur als Parfum verwenden, sondern daraus ganz nach Wunsch einen Raumduft, ein Körperöl, ein Wannenbad oder was auch immer zaubern.

WONACH DER STIER GIERT

Dem antriebsstarken Widder folgt im Zodiak, dem Tierkreis, der Stier. Er ist ein Erdzeichen, und die Erde prägt den Charakter der Stiere. Sie gelten als ruhig, stabil und ausgeglichen. Der von Venus beeinflußte Stier-Mensch ist ein künstlerischer Typ mit einem Hang zu schönen und wertvollen Dingen, zu Luxus und Delikatesse und Sinnesfreuden jeglicher Art. Er schätzt die Harmonie. Das gibt ihm Halt und Sicherheit. Er braucht die Gesellschaft von Freunden und Familie. Kunst, Musik und Kostbarkeiten unterstützen seine romantische Ader.

Stiere, weibliche und männliche, lieben weiche, schmeichelnde Duftkompositionen. Sie sollten Tiefe und Harmonie ausstrahlen, damit sich der Stier behaglich und genießerisch zurücklehnen kann. Rose, Jasmin, Ambra, Sandelholz, Styrax, alles vom Feinsten und Teuersten, können ihn zu Ausschweifungen verleiten.

- Der Planet des Stiers ist die *Venus.*
- Seine Farbe ist *Türkisgrün.*
- Sein Stein ist der *Smaragd.*
- Sein Element ist die *Erde.*

✦ Duftbad für den Stier-Mann

- *10 ml Mandelöl*
- *1 Teelöffel Mulsifan*
- *1 Tropfen Rose*
- *4 Tropfen Rosenholz*
- *2 Tropfen Sandelholz*
- *1 Tropfen Bergamotte*

✦ Duftbad für die Stier-Frau

- *1 Becher Sahne*
- *1 Tasse Honig*
- *5 Tropfen Rose*
- *3 Tropfen Flieder*
- *3 Tropfen Sandelholz*
- *2 Tropfen Bergamotte*

Für einen genußvollen Abend und ein wohliges Wannenbad ist der Stier immer zu haben. Mischen Sie die Duftkomposition für Stier-Mann und -Frau mit Pflanzenöl und einem sehr milden Emulgator oder für die Lady – ganz edel – mit einem Becher Sahne und einer Tasse Honig, und kippen Sie sie ins Badewasser.

SCHARFMACHER FÜR ZWILLINGE

Mit dem Tierkreiszeichen Zwillinge beginnt die Zeit der Bewegung. Zwillinge sind vielfältige, manchmal wankelmütige Wesen. Sie sind getrieben von Neugier, können nie lange bei einer Sache verweilen und tun sich oft schwer damit, sich auf Gefühlstiefen einzulassen, denn das würde ihnen die Leichtigkeit nehmen, die sie so sehr brauchen. Der Mensch, der in diesem Zeichen steht, schaut immer sehnsüchtig über den Rahmen hinaus, den ihm die Lebensumstände zuweisen. Merkur ist sein Planet, und von diesem Götterboten hat der Zwilling seinen Witz und seine Schnelligkeit, seinen geistigen Reichtum, seine Beobachtungsgabe und seinen Intellekt. Der Zwilling ist für journalistische Berufe prädestiniert. Sagt man. Dafür braucht er einen klaren Kopf, und schwere, benebelnde Düfte sind für ihn ungeeignet. Die sanften, frischen Düfte von Melisse, Muskat, Narzisse und Koriander entzücken ihn, Sandelholz, Eichenmoos, Cistrose und Muskatellersalbei geben sanfte Würze, und Tuberose in kleinen Mengen bringt beruhigende Wärme in den Duft.

- Der Planet der Zwillinge ist *Merkur*.
- Die Farbe ist *Gelb*.
- Der Stein ist *Goldtopas*.
- Das Element ist *Luft*.

✦ Duftöl für den Zwilling-Mann

- 4 Tropfen Sandelholz
- 2 Tropfen Tuberose
- 1 Tropfen Leder
- 1 Tropfen Muskatellersalbei
- 1 Tropfen Eichenmoos

✦ Duftöl für die Zwilling-Frau

- 6 Tropfen Narzisse
- 3 Tropfen Cistrose
- 1 Tropfen Galbanum
- 1 Tropfen Tolubalsam
- 2 Tropfen Koriander

Zur Pflege der Zwillinge mischen Sie aus diesen ätherischen Ölen zusammen mit *20 ml Mandelöl* ein ganz individuelles Körperöl, das sie nach einem Bad wiederaufrichtet und den matten Blick schärft für all die schönen Dinge, die ringsherum um sie geschehen.

DAS ERKÜHNT DEN KREBS

Mit dem Tierkreiszeichen Krebs beginnt die Phase der Verinnerlichung. Der beherrschende Planet des Krebses ist der Mond, der mit seinem Einfluß auf die Lebensrhythmen die Wechselhaftigkeit dieses Sternzeichens prägt. Krebse sind einerseits mütterlich, sinnlich, gefühlvoll, andererseits verführerisch, wild und instinktiv. Das romantische Herz eines Krebses ist erfüllt von ewiger Sehnsucht, seine Empfindungswelt ist überschwenglich. Der zärtliche Krebs-Mann vermittelt seelische Geborgenheit und Verständnis. In praktischen Dingen jedoch ist sein Ruf eher unspektakulär. Die Frau ist da anders, sie weiß genau, wo es langgeht. Sie hat zwar auch eine fürsorgliche Natur, aber sie verführt ebenso gern.

Die sensible Krebsnase wird von schweren Düften wie Jasmin, Patschuli und Ylang-Ylang gelockt, auch Cassisblüte, Vanille, Zimt und Muskat, Lotos und Lilie ziehen sie in ihren Bann.

- Der Planet des Krebses ist der *Mond.*
- Seine Farbe ist *Hellblau.*
- Seine Steine sind *Mondstein* und *Perle.*
- Das Element ist *Wasser.*

✦ *Duftmischung für den Krebs-Mann*

- *6 Tropfen Ylang-Ylang*
- *1 Tropfen Muskat*
- *2 Tropfen Vanille*
- *2 Tropfen Lemongrass*

✦ *Duftmischung für die Krebs-Frau*

- *5 Tropfen Ylang-Ylang*
- *3 Tropfen Cassisblüte*
- *3 Tropfen Jasmin*
- *2 Tropfen Vanille*
- *1 Tropfen Zimt*
- *2 Tropfen Bergamotte*

Diese Kompositionen machen Krebs-Frau und -Mann an. Wenn die Mischungen mit *50 ml Mandelöl* gemischt werden, kann die Betörung über eine kräftige Massage direkt in den Krebs hineingerieben werden. Von Kopf bis Fuß wird er nur Wonne fühlen.

DES LÖWEN LUST

Löwen lieben die Sonne. Im Zeichen des Löwen strahlt die Natur. Alles ist hell und prächtig, voller Energie und lautem Leben. Löwen sind leicht herrschsüchtig, schöpferisch und tatkräftig. Diese Menschen schwärmen für Glitter ebenso wie für Gold. Sie haben einen ausgeprägten Sinn für Inszenierungen und verstehen es auch, andere Menschen mitzureißen, sie anzuzünden mit ihrer starken kreativen Energie und ihren Ideen. Löwen sind von der Sonne männlich-dominant geprägt. Wenn es sich um eine Löwe-Frau handelt, kann sich das sehr reizvoll auswirken. Vielleicht wird sie zum männerverzehrenden Vamp ...

Die Düfte des Löwen müssen ebenso stark, strahlend und erotisierend sein wie er selbst. Er neigt zur berauschenden Süße von Amber und Tuberose, zu Nelke, Zimt und Benzoe, die kraftvoll-energisch wirken und den Puls höher schlagen lassen. Vitalwürzige Düfte wie Patschuli, Rosmarin und Pomeranze reizen ihn und geben ihm Halt.

- Der Planet des Löwen ist die *Sonne*.
- Die Farbe ist *Purpur*.
- Der Stein ist *Rubin*.
- Das Element ist *Feuer*.

✦ *Duftmischung für den Löwen*

- *4 Tropfen Benzoe*
- *2 Tropfen Tuberose*
- *3 Tropfen Pomeranze*
- *2 Tropfen Zimt*

✦ *Duftmischung für die Löwin*

- *5 Tropfen Amber*
- *3 Tropfen Nelke*
- *3 Tropfen Tuberose*
- *1 Tropfen Zimt*
- *2 Tropfen Patschuli*

Beide Mischungen können, mit Wasser verdünnt, vorsichtig und sehr sparsam über das Löwe-Lager gesprüht werden. Aber auch in die Badewanne geträpfelt, wird dieser Duft Herrn oder Frau Löwe sehr erfreuen. In die Badewanne können Sie ruhig die ganze Menge gießen. Was hinterher auf der Haut haftenbleibt, ist nur ein Hauch. Löwen-Kinder müssen draußen bleiben, für sie ist das noch zu scharf.

Was die Jungfrau erblühen lässt

Menschen, die im Zeichen der Jungfrau geboren sind, leben im Hier und Jetzt und verstehen es sehr genau, ihre eigenen Möglichkeiten und Fähigkeiten einzuschätzen. Die Jungfrau sieht alles, hört alles, riecht alles. Das bedeutet, daß sie sehr viele Eindrücke zu verarbeiten hat. Ihr Innenleben ist deshalb reich und chaotisch. Merkur, ihr Planet, unterstützt sie bei dem Bemühen, Ordnung in ihr Innenleben zu bringen, mit Klugheit, Intellekt und Geschick in Wort und Schrift.

Der Jungfrau-Mensch liebt es, vorauszuplanen und vorzubereiten, was manchmal in Pedanterie ausarten kann, denn das Leben ist nicht nur überraschend, sondern auch gefährlich. Oft leben Jungfrauen so vorsichtig und bewegen sich so verhalten durchs Leben, daß sie fast wie neu sterben.

- Der Planet der Jungfrau ist *Merkur*.
- Ihre Farbe ist *Violett*.
- Ihre Steine sind *Rosenquarz* und *Citrin*.
- Ihr Element ist die *Erde*.

✦ *Streichelöl für den Jungfrau-Mann*

- *4 Tropfen Sandelholz*
- *3 Tropfen Rosenholz*
- *2 Tropfen Lavendel*
- *2 Tropfen Hyazinthe*

✦ *Streichelöl für die Jungfrau-Frau*

- *5 Tropfen Mimose*
- *3 Tropfen Sandelholz*
- *1 Tropfen Zimt*
- *2 Tropfen Immortelle*
- *1 Tropfen Lindenblüte*

Diese Düfte, jeweils in *10 ml Weingeist* aus der Apotheke gelöst, passen wunderbar zum Typ der Jungfrau. Wenn Sie die Duftmischung mit *10 ml Mandelöl* oder dem zäheren *Erdnußöl* mischen, haben Sie ein Massageöl. Legen Sie die Jungfrau flach, und kraulen und streicheln Sie sie sanft von oben nach unten durch. Das wird sie genießen und sich vertrauensvoll hingeben.

WAS DIE WAAGE WAGT

Das Zeichen der Waage eröffnet die zweite Hälfte des Tierkreises. Die Waage gilt als Sympathieträger unter den Sternzeichen. Sie sucht ständig nach dem Gleichgewicht. Da sie im Zeichen der Venus steht, ist sie auf enge Beziehungen ausgerichtet. Sie geht dementsprechend gut und aufgeschlossen mit ihren Mitmenschen um. Sie möchte niemanden verletzen und setzt deshalb anderen kaum Widerstände entgegen, um die Harmonie nicht zu zerstören.

Sie bleibt lieber unverbindlich und genießt die schönen und musikalischen Seiten des Lebens. Mit ihrem romantischen Eros, ihrem Hang zum Flirt und zu Frivolitäten wirkt sie sehr anziehend und liebreizend auf andere Menschen. Der Duft für die Waage muß deshalb auch romantisch und leicht sein. Maiglöckchen, Honig und Hyazinthe sind luftige Düfte. Auch venusische Düfte wie Benzoe, Veilchen und Verbene sind entspannend und wirken harmonisierend auf die anmutige Waage.

- Der Planet der Waage ist *Venus*.
- Ihre Farbe ist *Hellgrün*.
- Ihre Steine sind *Aventurin* und *Opal*.
- Ihr Element ist *Luft*.

✦ *Duft für den Waage-Mann*

- *1 Tropfen Honig*
- *4 Tropfen Hyazinthe*
- *5 Tropfen Mandarine*
- *5 Tropfen Kardamom*

✦ *Duft für die Waage-Frau*

- *5 Tropfen Maiglöckchen*
- *4 Tropfen Hyazinthe*
- *2 Tropfen Honig*
- *3 Tropfen Mandarine*
- *1 Tropfen Kardamom*

Die Duftmischungen werden zusammen mit einem Glas *Honig* in die Badewanne gegossen oder mit *20 ml Mandelöl* zu einem Körperöl vermischt. Das wird die Waage in ihrer spielerischen Heiterkeit bestärken, aufmuntern und gut ausloten. Sie findet ihre Mitte schnell wieder, wenn sie mal aus dem Gleichgewicht geraten ist.

DAS STACHELT DEN SKORPION AN

Nun betritt der kompromißlose Skorpion die Bühne des Tierkreises. Dieses Zeichen steht für introvertierte, seelische Leidenschaft, für Sterben und Werden, für Zauberkraft und allerlei tiefe Gefilde von Ahnungen und unsicheren Wahrnehmungen. Pluto, der Gott des dunklen Hades, beeinflußt den Skorpion mit düsteren, magischen Bildern. Menschen, die im Zeichen des Skorpions geboren wurden, machen gern aus allen Handlungen ein Ritual. Sie lassen sich von der Tiefe ihrer Empfindungen leiten, versuchen ihre Ahnungen und Bilder auf die Realität zu übertragen und auch einfache Begebenheiten umzusetzen und zu erhöhen.

Zum Leben der Menschen, die in diesem Zeichen geboren sind, gehören berauschende und hypnotische Düfte. Moschus spricht die Triebe an und aktiviert sexuelle Energien. Macisblüte stärkt und regt die Willenskraft an. Sandelholz wirkt besänftigend auf die Verausgabungsbereitschaft des Skorpions, und Pampelmuse befördert die versunkene Seele an die Oberfläche. Auch Patschuli und Nelke passen zu seiner Leidenschaft.

- Der Planet des Skorpions ist *Pluto*.
- Seine Farben sind *Schwarz* und auch *Rot*.
- Seine Steine sind *Hämatit* und *Granat*.
- Sein Element ist *Wasser*.

✦ *Duft für den Skorpion-Mann*

- *8 Tropfen Nelke*
- *3 Tropfen Patschuli*
- *5 Tropfen Sandelholz*
- *4 Tropfen Pampelmuse*

✦ *Duft für die Skorpion-Frau*

- *8 Tropfen Moschus*
- *2 Tropfen Macisblüte*
- *4 Tropfen Sandelholz*
- *5 Tropfen Pampelmuse*

Diese Mischungen, mit Wasser verdünnt, entfachen die Leidenschaft des Skorpions, wenn der Duft ganz zart im Raum versprüht wird. Auch in *10 ml Mandelöl* oder *Sonnenblumenöl* und *1 Teelöffel Mulsifan* gemischt, bereichert und verzaubert die Komposition eine Badewanne in einer normalen Etagenwohnung.

SPEED FÜR DEN SCHÜTZEN

Jetzt betritt der King den Tierkreis. Der Schütze hat ein offenes, tolerantes Wesen. Er denkt unkonventionell, freimütig und verwegen, ist unternehmungslustig und begeisterungsfähig. Sein Wissensdrang ist unerschöpflich, und er ist es, der dem Sinn des Lebens auf die Spur kommen möchte. Sein Planet Jupiter, der größte unter den Planeten, steht für Glück und geistige Erneuerung. Daher hat der Schütze seinen Optimismus und sein ungebremstes, manchmal überhebliches Selbstvertrauen. Die Düfte für den Schützen sind von erhabener, sinnlicher Ausstrahlung. Zeder, Nelke, Narde, Mastix, Weihrauch und Myrrhe unterstützen feierlich die spirituelle Neigung des Schützen und lassen ihm Flügel wachsen. Ginster ist süß und herb zugleich und fördert die Tatkraft der Schütze-Menschen.

- Der Planet des Schützen ist *Jupiter*.
- Seine Farben sind *Purpur* und *Königsblau*.
- Seine Steine sind *Lapislazuli* und *Granat*.
- Sein Element ist *Feuer*.

✦ *Duft für den Schütze-Mann*

- *1 Tropfen Myrrhe*
- *2 Tropfen Weihrauch*
- *4 Tropfen Zeder*
- *2 Tropfen Nelke*
- *3 Tropfen Ginster oder Hyazinthe*

✦ *Duft für die Schütze-Frau*

- *3 Tropfen Mastix*
- *2 Tropfen Weihrauch*
- *1 Tropfen Myrrhe*
- *3 Tropfen Ginster*

Das sind zwei mächtige Kompositionen mit einem sinnlichen Blütenlockstoff. Mischen Sie den Duft mit *20 ml Mandelöl* und benutzen Sie das Körperöl, wenn Sie einen Schütze-Geborenen in eine feierliche Stimmung versetzen wollen. Mit *10 ml Weingeist* aus der Apotheke versetzt, haben Sie ein animierendes Eau de toilette für den verwegenen Menschen.

SÜNDIGER DUFT FÜR STEINBÖCKE

Im Schicksalskreis der Sternzeichen kommt nach der mitreißenden Schütze-Power nun der pflichtbewußte Steinbock, dessen Gewissen unerbittlich schlägt. Er stellt sich selbst Regeln und Gesetze auf, ermahnt sich zur Sorgfalt, begrenzt sich selbst in seinen Ansprüchen auf das Wesentliche und ist in der Lage, sich ganz ohne Not einen großen Teil an Lebensfreude zu versagen. Sein ganzes Leben ist ohne Schnörkel und ohne Extravaganzen, er ist schüchtern und manchmal ein bißchen etepetete. Zur Unterstützung seiner Kraft braucht er klare, aufmunternde und belebende Düfte. Perubalsam glättet seine Seele und den überhöhten Anspruch an sich selbst. Palmarosa gibt Zuversicht und Beruhigung. Zypresse, Vetivert, Moschus und Rosenholz wecken ihn und locken ihn aus der Reserve.

- Der Planet des Steinbocks ist der *Saturn*.
- Seine Farbe ist *Anthrazit*.
- Seine Steine sind *Onyx* und *Graphit*.
- Sein Element ist *Erde*.

✦ *Duft für den Steinbock-Mann*

- 4 Tropfen Perubalsam
- 2 Tropfen Palmarosa
- 2 Tropfen Rosenholz
- 1 Tropfen Zypresse

✦ *Duft für die Steinbock-Frau*

- 5 Tropfen Perubalsam
- 4 Tropfen Rosenholz
- 3 Tropfen Palmarosa

Steinbock-Mann und Steinbock-Frau lassen sich gern betören von dem verführerischen Hauch dieser Essenzen, gelöst in *10 ml Weingeist*. Diese Düfte verleihen ihnen Vitalität und frohen Mut, beleben sie und entlocken ihnen ungeahnte Sinnlichkeit und Verwegenheit, die sie sich selbst gar nicht zugetraut hätten.

WAS DER WASSERMANN WILL

Der Wassermann steht über den Schwierigkeiten von Regeln und Gesetzen. Er ist Individualist und liebt es, sich aus Zwängen und zu engen Bindungen zu lösen. Er betrachtet das Leben gewissermaßen aus der Vogelperspektive. Die Freiheit des Geistes geht ihm über alles, er strebt nach Unabhängigkeit und ist ein origineller, erfindungsreicher Typ.

Die Duftmischungen für den Wassermann müssen elegant und klar sein. Orchidee betont seinen Intellekt, Neroli ist fruchtig, frisch und intensiv und bekräftigt die schöpferischen Neigungen des Wassermannes. Vetivert stillt die Unruhe, und Zypresse sowie Narde stellen die Verbindung zur Erde wieder her und verhindern, daß der Wassermann vollends abhebt.

- Der Planet des Wassermanns ist *Uranus*.
- Seine Farbe ist *Türkisblau*.
- Sein Stein ist der *Aquamarin*.
- Sein Element ist *Luft*.

✦ *Duft für den Wassermann-Mann*

- *3 Tropfen Vetivert*
- *2 Tropfen Zypresse*
- *2 Tropfen Neroli*
- *2 Tropfen Orchidee*

✦ *Duft für die Wassermann-Frau*

- *2 Tropfen Vetivert*
- *3 Tropfen Neroli*
- *4 Tropfen Orchidee*
- *1 Tropfen Narde*

Diese Duftmischungen wirken auf das psychische Gleichgewicht der Wassermann-Geborenen, das so leicht ins Wanken geraten kann. Füllen Sie sie in eine Sprühflasche mit Wasser und verpusten Sie das Duftwasser ganz leicht im Raum und über der Bettwäsche, wo der Wassermann zu sich selbst finden soll.

WAS FISCHE FROH MACHT

Mit dem Zeichen der Fische schließt sich der Tierkreis. Ein liebevolles Herz und ein oft chaotisches Leben sind typisch für Fische-Menschen. Sie glauben manchmal nicht, daß sie im richtigen Leben sind, und vermuten, daß sich eines Tages beim Erwachen herausstellen werde, eine Prinzessin oder eine andere verwunschene Prominenz habe in ihnen geschlummert. Ihre ganze Sensibilität wendet sich ihrem reichen und phantasievollen Innenleben zu, anders als beim gegenüber liegenden Zeichen der Jungfrau, wo sich die Feinfühligkeit nach außen richtet, ohne Rücksicht auf die eigene Person.

Fische-Menschen sind häufig schwer zugänglich, und andere Menschen haben es manchmal nicht leicht mit ihnen. Sie sind sehr empfindlich an Körper und Seele und rümpfen schnell die Nase bei unfeinen oder banalen Gerüchen. Darum muß eine Duftmischung für diese Menschen zart und weich sein. Koriander, Narde und Lavendel, Anis, Magnolie, Veilchen und Iris – das sind Düfte, die harmonisierend auf die unruhigen Fischnerven und balsamisch und lockernd auf das zärtliche, gefühlsbetonte Fische-Ich wirken.

- Der Planet der Fische ist *Neptun.*
- Ihre Farbe ist *Hellviolett.*
- Ihr Stein ist der *Amethyst.*
- Ihr Element ist *Wasser.*

✦ *Planschwasser für den Fische-Mann*

- *2 Tropfen Anis*
- *1 Tropfen Veilchen*
- *1 Tropfen Magnolie*
- *3 Tropfen Nelke*

✦ *Duftwasser für die Fische-Frau*

- *2 Tropfen Anis*
- *3 Tropfen Veilchen*
- *2 Tropfen Magnolie*
- *4 Tropfen Iris*

Das sind zarte und zugleich animierende Mischungen. In einem ganzen Becher *Sahne* gelöst oder mit *10 ml Mandelöl* und *1 Teelöffel Mulsifan* gemischt, verschönern sie das Badewasser und pflegen gleichzeitig die Haut. Verdünnen Sie diese Duftmischung auch mit Wasser. Das können Sie im Wohnraum versprühen oder als Bodysplash und Duftdusche über den ganzen Körper verteilen.

Gut zu wissen

Auch wenn Sie mit Düften und Essenzen immer wieder experimentieren können, um herauszufinden, was Ihnen besonders gut gefällt und wohl tut, sollten Sie sich bei den Mengenangaben und Zubereitungen an ein paar wenige Grundregeln halten:

Massagen und Einreibungen
Ein Kleinkind verträgt 2 Tropfen ätherisches Öl auf 1$\frac{1}{2}$ Eßlöffel Pflanzenöl; ein Schulkind 3 Tropfen auf 1$\frac{1}{2}$ Eßlöffel und ein Erwachsener 20–25 Tropfen auf 100 ml Pflanzenöl.

Für die Wohlfühlmassage von Kindern eignen sich besonders das wärmende Benzoe, Lavendel, Limette, Honig, Mandarine und auch Melisse. Für Einreibungen von Brust, Rücken und Bauch sind Eukalyptus, Fenchel, Anis und Latschenkiefer sehr zu empfehlen.

Bäder
Für einen Säugling reicht 1 Tropfen ätherisches Öl einer milden Pflanze in der Wanne oder noch besser ein Kräuteraufguß: Kochen Sie dafür einen kräftigen Tee aus dem Kraut Ihrer Wahl und kippen den gefilterten Aufguß direkt ins warme Badewasser. Ein Kleinkind in der kleinen Wanne verträgt 2 Tropfen, ein Schulkind in der großen Badewanne verträgt 5 Tropfen ätherisches Öl als Badezusatz. Erwachsene sind mit 8 Tropfen gut versorgt.

Duftlampen
Dem Säugling und dem Kleinkind reicht die Konzentration von 1–2 Tropfen ätherisches Öl im Kinderzimmer, das Schulkind kann schon 3 Tropfen davon vertragen.

Für Erwachsene können in einem Raum von 25 Quadratmetern etwa 5–15 Tropfen verdampfen. Seien Sie lieber sparsam, denn eine Duftlampe kann schwer auf den Geist gehen, wenn der Raumduft zu deutlich wahrgenommen wird.

Parfums
Es gibt keine festen Regeln für die Mischungen von guten Parfums. Alles ist eine Frage des Geschmacks und der Kunst, das Gleichgewicht zu halten. Die duftenden ätherischen Essenzen werden entweder in einem leichten Öl wie Mandel oder Jojoba gemischt oder in Alkohol gelöst, und zwar in kosmetischem Basiswasser (70 Volumprozent) oder in Weingeist (96 Volumprozent). Beides bekommen Sie im Fachhandel. Je nachdem, wieviel ätherische Essenz sich in einer Alkohollösung befindet, unterscheidet man:

- *Eau de toilette*
  4–8 ml Duftstoff (das sind 80–160 Tropfen) in 100 ml Alkohol (1 ml sind etwa 20 Tropfen)
- *Eau de Parfum*
  8–15 ml Duftstoff (das sind etwa 160–300 Tropfen) in 100 ml Alkohol
- *Parfum*
  15–30 ml Duftstoff (300–600 Tropfen) in 100 ml Alkohol (oder 30–60 Tropfen in 10 ml)
- *Riechfläschchen*
  60 Tropfen in 10 ml Alkohol (96 Volumprozent)

Wer hochprozentigen Alkohol auf der Haut nicht gut verträgt, kann Korn oder Wodka nehmen oder das ätherische Öl mit anderen Substanzen verdünnen. Sehr gut für die eigene Parfumherstellung eignen sich Jojobaöl, ein dünnflüssiges Wachs oder auch Aprikosenkern-, Mandel- oder ein anderes Pflanzenöl.

Wenn Sie genau arbeiten wollen, probieren Sie es zunächst mit Wattestäbchen und Pipette. Nehmen Sie nur 1 Tropfen von jedem Duft auf das Wattestäbchen. Notieren Sie sich, welchen Duft Sie verstärken, und erst wenn Sie zufrieden sind, mischen Sie die ganze Menge zusammen. Im allgemeinen gilt, daß Zitrusdüfte sich sehr gut mit Gewürzen vertragen (Bergamotte oder Orange mit Koriander, Muskat oder Nelken) und Kräuter fein miteinander harmonieren (Basilikum, Muskatellersalbei, Lavendel und Rosmarin).

Ätherische Öle bilden mit Alkohol keine homogene Flüssigkeit, das heißt, das ätherische Öl löst sich nicht vollständig im Alkohol, sondern wird nur verteilt, wenn man die Mischung nicht destilliert. Stellt man eine weniger scharfe Lösung her, indem man den Alkohol und die ätherischen Öle mit destilliertem Wasser verdünnt, erhält man eine milchige Flüssigkeit, ähnlich wie beim Pastis, den die Franzosen so gern schlürfen. Die milchige Verfärbung tut der Qualität keinen Abbruch. Daher gilt für die selbstgemixten Parfums und Düfte: Die Mischung muß vor Gebrauch immer gut geschüttelt werden.

Mit der Einhaltung der Mengenangaben und Mischverhältnisse sollten Sie nicht so streng sein, sondern lieber experimentieren. Es finden sich in vielen Büchern unterschiedliche Angaben, was die Konzentration und die Schönheit der Düfte angeht. Doch die Herstellung von luxuriösen Düften ist immer eine sinnliche Angelegenheit. Wer genußsüchtig ist und gern mischt und kocht, wer gern schnüffelt, probiert und schmeckt, sollte ruhig virtuos mit den Rezepten umgehen.

Aber seien Sie vorsichtig mit der Gesamtdosierung von ätherischen Ölen, auch die Natur ist nicht immer ungefährlich! Prüfen Sie, ob Sie eventuell allergisch auf die eine oder andere Substanz reagieren, indem Sie sich eine Essenz zunächst auf die Innenseite des Unterarms tupfen. Ist dort am nächsten Tag keine Reizung zu sehen, können Sie diesen Duft verwenden.

ÄTHERISCHE ÖLE, IHRE EIGENSCHAFTEN UND WIRKUNGEN

Es gibt unglaublich viele verschiedene ätherische Öle, so daß ein Verzeichnis aller Essenzen allein ein ganzes Buch füllen würde. Deshalb finden Sie hier auch nur die wichtigsten und interessantesten Düfte aufgelistet, die oft verwendet werden und besondere Eigenschaften haben. Viele andere ätherische Öle, die zum Beispiel bei der Herstellung von (astrologischen) Parfums eine Rolle spielen, sind allein wegen ihres Duftes beliebt und wurden deshalb hier nicht ausführlich beschrieben. Probieren Sie einfach aus, und folgen Sie Ihrer Nase.

BASILIKUM
sehr warm, würzig; harmoniert mit Bergamotte, Geranie, Ysop
vertreibt Angst, schärft die Sinne und stärkt den Willen

BENZOE
süßlich, warm, vanilleartig; harmoniert mit Rose, Sandelholz
baut wieder auf bei emotionaler Erschöpfung und Niedergeschlagenheit, schafft ein Gefühl von Geborgenheit

BERGAMOTTE
frisch, blumig; harmoniert mit Zypresse, Jasmin, Lavendel, Neroli
wirkt belebend und stimmungsaufhellend bei Ängsten, Depressionen, Spannungen

EISENKRAUT (VERBENA)
fein, zitronenartig; harmoniert mit Neroli, Jasmin, Orange, Wacholder, Zedernholz
erfrischend, Rettung nach einem aufregenden Tag, verschafft ein Glücksgefühl

EUKALYPTUS
exotisch, stark; harmoniert mit Benzoe, Lavendel, Fichte, Melisse, Kiefer
fördert die Konzentration, lindert Neuralgien, schafft klare Gedanken und eine klare Sichtweise

FENCHEL
leicht; harmoniert mit Ingwer, Honig, Rose
sehr beruhigend, warm und süß bei starker Anspannung, Nervosität und Streß

FICHTE
kräftig, frisch; harmoniert mit Zeder, Rosmarin, Salbei
stärkt bei allgemeiner Nervenschwäche, tröstlich bei Verlassenheit und wenn alles drunter und drüber geht

GERANIE
feminin, weich, blumig; harmoniert mit Basilikum, Zitrusölen, Rose
gleicht Spannungen aus bei seelischen Belastungen, macht gute Laune und beruhigt

HONIG
warm, süß; harmoniert mit Rose, Jasmin, mit allen Blüten und Zitrusdüften
schafft emotionale Wärme und Geborgenheit, stimmt milde

INGWER
frisch, herb; harmoniert mit Kamille, Fenchel
mobilisiert und stärkt die Entschlußkraft

JASMIN
schwer, süß; harmoniert mit allen Düften, besonders mit Zitrusaromen
wirkt sanft entspannend, weiblich, erogen und verführerisch auf Männer, vertreibt schwarze Gedanken

KAMILLE
süß, blumig; harmoniert mit Geranie, Lavendel, Rose, Neroli
beruhigend bei Depressionen, Schlaflosigkeit, starker Erregung, schafft Harmonie und Geborgenheit

KARDAMOM
würzig; harmoniert mit Zitrus- und Gewürzdüften
muntert auf, belebt und wärmt, wirkt aphrodisisch

LAVENDEL
frisch, blumig; harmoniert mit den meisten Ölen, besonders mit Zitrusdüften, Muskatellersalbei, Patschuli, Fichte und Rosmarin
bringt Ängstliche wieder ins Gleichgewicht, hilft bei Depressionen, allgemeiner Nervenschwäche und Unruhe

LIMETTE
frisch, zitrusartig; harmoniert mit Eukalyptus, Geranie, Lavendel
gibt Morgenmuffeln den richtigen Kick, peppt auf bei Konzentrationsmangel, schafft eine optimistische Atmosphäre und weckt Tatendrang

MANDARINE
zart, warm, fruchtig; harmoniert mit Honig und Sandelholz
erheiternd, inspirierend, entspannend

MELISSE
zitronenartig, grün; harmoniert mit Geranie, Lavendel, Neroli, Ylang-Ylang
löst warme Ströme aus, die wohl tun bei Streß und Depressionen, erfrischt und durchwärmt

MUSKATELLERSALBEI
harzig, herbfrisch; harmoniert mit Zedernholz,
Zitrusölen, Weihrauch, Geranie
leicht aphrodisierend, nimmt die Last von den Schultern und
gibt Kraft bei Überanstrengung, Nervosität und Angst

MYRRHE
harzig, holzig; harmoniert mit Lavendel, Kampfer
befreiend, klärt den Blick

NELKE, GEWÜRZNELKE
würzig, warm, herbsüß; harmoniert mit Geranie,
Zitrone, Zimt
hilft, Lasten abzuwerfen und locker zu bleiben

NEROLI
frisch, weich; harmoniert mit Lavendel, Sandelholz,
Jasmin, Rose, Geranie
beruhigend und entspannend, aufbauend und stärkend

ORANGE
warm, süß; harmoniert mit Zimt, Sandelholz, Neroli,
Wacholder, Zypresse, Ylang-Ylang
erheiternd und anregend, sinnlich und wärmend

PATSCHULI
exotisch, schwer, scharf; harmoniert mit Bergamotte, Geranie, Lavendel, Myrrhe, Neroli, Rose, Pfefferminze und Fichte
besiegt Ängste und Depressionen, ist stark, schwer und sinnlich und fördert Hingabe und Liebesgefühle

PFEFFERMINZE
frisch, scharf, minzig; harmoniert mit Benzoe, Rosmarin, Patschuli, Zitrone
hilft bei Neuralgien, Schock und allgemeiner Nervenschwäche, macht den Kopf frei, verschafft klare Sicht und geistigen Durchblick

ROSE
warm, blumig, schwer; harmoniert mit Bergamotte, Muskatellersalbei, Geranie, Jasmin, Patschuli, Sandelholz, Neroli
beruhigt, macht weich, gütig und glücklich

ROSMARIN
würzig, herb; harmoniert mit Minze, Zitrusölen, Wacholder, Zeder
anregend, aufrichtend, stärkend bei allgemeiner Schwäche und Antriebslosigkeit

SALBEI
herb; harmoniert mit Bergamotte, Zitrone, Lavendel, Rosmarin
unterstützt die eigene Abwehr und Selbstheilung, stärkt Überempfindliche, denen alles leicht zu nahe geht

SANDELHOLZ
süß, schwer; harmoniert mit Benzoe, Weihrauch, schwarzem Pfeffer, Neroli, Zypresse, Ylang-Ylang
harmonisierend und aphrodisierend, regt Phantasie und Kreativität an, fördert die Intuition

SCHWARZER PFEFFER
scharf, frisch; harmoniert mit Weihrauch, Sandelholz
anregend für den Kreislauf, lockert und erhitzt Körper und Geist

WEIHRAUCH
warm, würzig, dunkel; harmoniert mit Basilikum, schwarzem Pfeffer, Kampfer, Zitrusölen, Geranie, Lavendel, Fichte, Sandelholz
lockert Anspannungen, besänftigt, fördert spirituelle Energien

YLANG-YLANG
weich, warm, exotisch; harmoniert mit Jasmin und Sandelholz
entkrampfend, erotisierend, weich und süß

ZEDERNHOLZ
herb, warm; harmoniert mit Bergamotte, Zypresse, Jasmin, Rosmarin
vertreibt Angst und stabilisiert Überempfindliche

ZIMT
würzig, süß; harmoniert mit Zitrusdüften, Nelke
schafft emotionale Wärme und Geborgenheit

ZITRONE
frisch, hell, kühl; harmoniert mit Lavendel, Neroli
bei Zentnerlasten auf der Seele wirkt es befreiend, frischt auf, belebt und bringt auf Trab

ZYPRESSE
warm, würzig, holzig; harmoniert mit Lavendel, Fichte, Sandelholz, Wacholder
beruhigend, tröstend, stärkend und gut für die Konzentration

Kleines Lexikon der kosmetischen Zutaten

Alkohol

Für die Kosmetikherstellung wird nicht Trinkalkohol (Weingeist) verwendet. Er ist wegen der hohen Steuern zu teuer. Man nimmt den vergällten, den man als kosmetisches Basiswasser oder als kosmetisches Haarwasser kauft. Er hat auch 96 Volumprozent Alkoholgehalt, und da er schlecht riecht, wird er schwach parfümiert angeboten. Er enthält auch etwas D-Panthenol. Man kann ihn nach Bedarf mit Wasser verdünnen. Für die Parfumherstellung sollten Sie allerdings lieber Weingeist nehmen oder den geschmacksneutralen Kornschnaps, wenn Sie nicht hochprozentigen Alkohol verwenden wollen.

Benzoe

ist das Harz eines Baumes. Benzoesäure ist in kleinen Mengen ein gutes antiseptisches Konservierungsmittel, das die Haut nicht reizt und leicht nach Vanille duftet.

Bienenwachs

besteht aus den entleerten Bienenwaben. Es ist gelb oder weiß gebleicht. Es läßt sich leicht verbinden mit anderen Fetten und Wasser und ist Bestandteil hochwertiger Cremes. Vorsicht bei Pollenallergien!

EMULGATOREN

sorgen dafür, daß Fett und Wasser sich verbinden zu einer Emulsion. *Mulsifan* ist ein Emulgator, der nicht erwärmt werden muß. Er kann kalt in Reinigungsöle und Badeöle gerührt werden. *Tegomuls 90* ist ein Lebensmittelemulgator. Er wird aus Stearinsäure gewonnen und mit den Fetten verschmolzen, bevor das Wasser hinzukommt. Für dünnflüssige Emulsionen ist er sehr angenehm, weil er einen matten Schimmer auf der Haut erzeugt. *Lamecreme ZEM* muß ebenfalls geschmolzen werden. Es ist ein Emulgator, der auch für Lebensmittel zugelassen ist. Er hat viel Fettbindekraft und ist für Cremes besonders geeignet. *Lecithin CM* ist ein natürlicher pflanzlicher Emulgator, der in Cremes eingesetzt wird. Es gibt auch Lecithin BE für Öle und Badeöle. Lecithine dienen auch der Herstellung von Kuchen und Gebäck. *Natürliche Emulgatoren* sind zum Beispiel auch Milch und Sahne und Honig.

ERDNUSSÖL

ist ein etwas zähes Öl, das nicht so gut von der Haut aufgenommen wird. Es ist bei einer Massage zu empfehlen, denn dann können die Hände schön über den Körper gleiten.

JOJOBAÖL

ist ein Heilwachs und für jeden Hauttyp geeignet. Es ist bis zu 25 Jahre haltbar und teurer als Pflanzenöle. Es hat sich bewährt bei entzündeter Haut, bei Ekzemen und Psoriasis. Es enthält wichtige Vitamine und Mineralien. Da es einen natürlichen Lichtschutzfaktor 4 hat, ist es auch als Basisöl für Sonnenöl geeignet, das man täglich auftragen kann.

KOSMETISCHES HAARWASSER ODER BASISWASSER

ist vergällter Alkohol und billiger als Weingeist. Es ist dezent parfümiert, und man kann es bei der Kosmetikherstellung gut gebrauchen. Zum Halsabreiben oder mit Tee oder Wasser verdünnt, ist es auch ein gutes alkoholisches Gesichtswasser. Versuchen Sie auch Haarwasser aus dem Drogeriemarkt.

MANDELÖL

ähnelt dem Hautfett, wird also besonders gut aufgenommen. Für alle Hauttypen, für jung und alt, für empfindliche, trockene und normale Haut. Auch für Babys und alte Menschen.

MULSIFAN

siehe Emulgatoren

PUDER

Als Pudergrundstoffe für Körperpuder dienen heute wie früher Reisstärke, Kartoffelstärke, Maisstärke, Talkum. Einzeln oder in einer Mischung. In Gesichtspuder verwendet man zusätzlich noch andere Puder, um die Substanz transparenter zu halten, und Farbpigmente.

ROSENWASSER

wird bei der Destillation von Rosenblüten gewonnen und in der Kosmetik anstelle von Wasser benutzt. Wirkt sehr belebend.

BEZUGSQUELLEN

Die meisten Zutaten bekommen Sie ganz einfach in Apotheken, Reformhäusern, Kräuterhandlungen oder sogar im Supermarkt.

Ätherische Öle und spezielle Zutaten finden Sie in besonderen Geschäften, aber auch im Versandhandel. Dort werden Ihnen die bestellten Artikel zugeschickt. Am besten rufen Sie an und lassen sich eine Preisliste sowie Prospekte schicken. Außerdem können Sie in Ihrem Branchenbuch nachsehen – unter diesen Stichwörtern: Natur, Gesundheit, Kräuter, Ätherische Öle, Kosmetikzubehör, Gewürze, Parfum und Aromatherapie. Räucherkohle gibt es in vielen Indienläden, Teegeschäften und auch in einigen esoterischen Buchhandlungen.

SPINNRAD-ZENTRALE
45886 Gelsenkirchen
Am Luftschacht 3a
Tel.: 0209/170000
Fax: 0209/17000040
In über 40 Filialen in ganz Deutschland gibt es alles, was zur Kosmetikherstellung nötig ist, auch Töpfe und Flaschen. Einige Filialen halten außerdem «Kosmetik-Rührkurse» ab. Rufen Sie an, dann bekommen Sie ausführliches Material über die Produkte.

Secret emotion

Ottenser Hauptstraße 44
22765 Hamburg
Tel.: 040/3902930
Fax: 040/3900586

Ein gut sortiertes Geschäft, das so hübsch und anregend ist, daß man es sich auch ansehen sollte, wenn man nur zufällig mal in Hamburg ist. Unter anderem gibt es dort gute Blüten- und Kräuterwässer (Hydrolate) und die Bourbonvanille-Essenz.

Kosmetik-Bazar

27711 Osterholz-Scharmbeck
Logerstr. 4
Tel.: 04791/8326

Der Kosmetik-Bazar ist nicht nur ein Laden, sondern auch ein Versandhandel. Wenn Sie dort anrufen, wird man Ihnen eine Liste aller Kosmetik-Bazare in Deutschlands (Klein-) Städten schicken. Das sind über 30 Geschäfte.

Neumond – Düfte der Natur

Mühlfelder Str. 70
82211 Herrsching
Tel.: 08152/8800

Hier finden Sie Basisöle und ätherische Öle in großer Auswahl.

B & W Naturpflege Fachversand
Hammer Str. 155
45257 Essen
Tel.: 0201/481684

Aladins Import und Vertrieb
Postfach
87648 Aitrang

Schönes Leben
Rowohlt

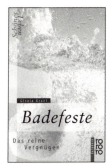

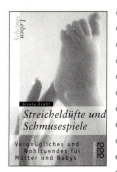

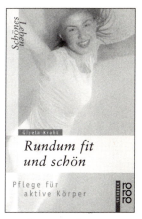

Badefeste! Mit tausendundeinem Rezept läßt sich der Genuß vervielfachen: Samt-, Milch-, Kräuterbäder und viele andere betörende Ideen.
60193/DM 12,90/öS 94,-/sFr 12,50

Streicheldüfte! Welch ein Genuß, mit einem duftenden Baby zu schmusen und zu spielen – Cremes, Massageöle, Badelotionen ...
60191/DM 12,90/öS 94,-/sFr 12,50

Sechs Bände von Gisela Krahl mit Rezepten, Ideen und Tips zu den Themen Schönheit, Wohlfühlen und Sinnlichkeit.
60190/DM 12,90/öS 94,-/sFr 12,50

Strahlende Augen, schöne Lippen
60195/DM 12,90/öS 94,-/sFr 12,50

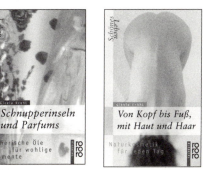

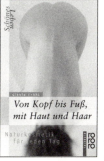

Schnupperinseln! Düfte besänftigen, stimulieren oder bezaubern uns – ätherische Öle, Parfüms, Duftwässerchen, Aromamassagen u.v.m.
60192/DM 12,90/öS 94,-/sFr 12,50

Naturkosmetik! Tips und Rezepte für die ganze Familie: Cremes und Öle für groß und klein, Pickelwässerchen, Masken und Packungen.
60194/DM 12,90/öS 94,-/sFr 12,50

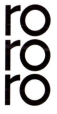

GISELA KRAHL
ÜBER
chaotensichere Rezepte
natürliche Schönheit
Lust und Liebe

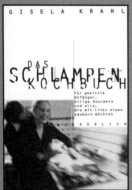

Unerwartete Gäste und nichts im Haus?
Mit dem «Schlampen-Kochbuch» zaubern
Sie chaotensichere Rezepte, die jeden Fast-
Food-Service schlagen!
160 Seiten. Zahlr. 2fbg. Abb. Lam. Pappband
DM 32,–/öS 234,–/sFr 29,50

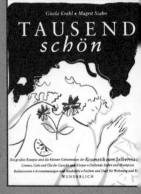

«Tausendschön» verrät Ihnen große Rezepte und
kleine Geheimnisse der Kosmetik zum Selbermachen.
176 Seiten. Zahlr. 2fbg. Abb. Gebunden
DM 48,–/öS 350,–/sFr 44,50

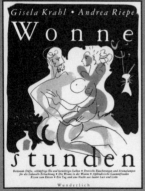

Von betörenden Düften, schlüpfrigen Ölen,
berüchtigten Salben, erotischen Räucherungen und
aphrodisischen Gaumenfreuden. Erleben Sie mit
«Wonnestunden» einen Tag und eine Nacht lauter
Lust und Liebe.
192 Seiten. Zahlr. 4fbg. Abb. Gebunden.
DM 49,80/öS 364,–/sFr 46,–

bei WUNDERLICH

Wege zur Ruhe

Rolf Degen
Der kleine Schlaf zwischendurch
In Minuten frisch erholt und fit
(rororo sachbuch 60213)

Ingo Jarosch
Tai Chi *Neue Körpererfahrung und Entspannung*
(rororo sachbuch 18803)

Sue Luby
Hatha Yoga *Entspannen, auftanken, sich wohl fühlen*
(rororo sachbuch 18592)
«Das Buch wendet sich an Anfänger und Fortgeschrittene verschiedenen Grades. Es möchte dem Leser helfen, Geist und Körper auf intelligente Weise beherrschen zu lernen, um dadurch Gesundheit und Spannkraft des Körpers zu erhöhen. Diese Absicht des Buches kann der Leser gewiß mit Erfolg erreichen, wenn er nach den Anleitungen des Buches übt. Es ist ein intelligentes Buch.»
BDY-Information (Berufsverband der deutschen Yogalehrer)

Paul Wilson
Wege zur Ruhe *100 Tricks und Techniken zur schnellen Entspannung*
(rororo sachbuch 60119)
Ein kurzweiliger Reader für hektische Zeiten: Neben Klassikern wie Atemtechnik, Stretching, Autosuggestion und Massagen stellt der Autor auch viele überraschende Wege zur Ruhe vor. Für besonders Ungeduldige und Gestreßte gibt es effektive Hilfe für den «Notfall».

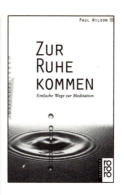

rororo gesundes leben

Paul Wilson
Zur Ruhe kommen *Einfache Wege zur Meditation*
(rororo sachbuch 60533)
Viele Menschen zucken bei dem Wort «Meditation» zusammen: Sie denken an wallende Gewänder, Sekten und unverständliche fernöstliche Philosophie.
Paul Wilson geht sehr behutsam auf die Ängste seiner Leser ein und führt sie locker, eloquent und gänzlich undogmatisch an die Wohltaten des regelmäßigen Meditierens heran.

Ein Gesamtverzeichnis aller lieferbaren Titel der Reihe *rororo gesundes leben* finden Sie in der *Rowohlt Revue*. Vierteljährlich neu. Kostenlos in Ihrer Buchhandlung.

Rowohlt im Internet:
http://www.rowohlt.de